Diagnose Krebs - Der Ratgeber für Lebenspartner

Kai-Achim Bruder

Für meine wunderbare Frau Claudia

Ohne dich wäre ich auf meinem Weg oft gestrandet.

Du bist meine Hand, mein Halt und mein Zuhause – gerade in den dunkelsten Stunden.

Dieses Buch widme ich dir, weil deine Liebe der Grund ist, warum ich weitergegangen bin.

Buchbeschreibung:

Eine Krebsdiagnose verändert nicht nur das Leben des erkrankten Menschen – sie stellt auch das Leben des Partners oder der Partnerin völlig auf den Kopf. Plötzlich gilt es, den geliebten Menschen zu unterstützen, Ängste aufzufangen, den Alltag neu zu organisieren – und gleichzeitig selbst nicht zu zerbrechen.

Dieses Buch ist für dich, wenn du an der Seite deines Lieblingsmenschen stehst und Halt geben willst, ohne dich selbst zu verlieren. Es ist ein Begleiter, der dir Mut macht, praktische Werkzeuge an die Hand gibt und dich daran erinnert, dass deine eigene Kraft genauso wichtig ist wie die Unterstützung, die du schenkst.

Ob in ruhigen Momenten oder in akuten Krisen – dieser Ratgeber begleitet dich Schritt für Schritt. Er gibt dir Halt, damit du Kraft, Nähe und innere Ruhe bewahren kannst – für dich und für den Menschen, den du liebst.

Diagnose Krebs - Der Ratgeber für Lebenspartner

Unterstützen, Nähe bewahren und selbst stark sein

Kai-Achim Bruder

Bibliografische Information der Deutschen Nationalbibliothek: Die Deutsche Nationalbibliothek verzeichnet diese Publikation in der Deutschen Nationalbibliografie; detaillierte bibliografische Daten sind im Internet über dnb.dnb.de abrufbar.

Bildnachweise:
Foto Buchcover: Yuliia – stock.adobe.com
Illustrationen: Ibrahim, DreOneil, Rubab, AngelinArt, Kamila Bay, Artskrin, Christian Horz, Valery, Kamila Bay, Sell Vector, OneLineStock, Simple Line, DigitArt, fusiangkara, Md Farman, Yurii, LenaLensLife, Warxar, DOROTHEA, rina, OneLineStock, missbobbit, art_of_line, Nataliia, Rita, ionaembun42 – stock.adobe.com

1. Auflage, 2025

ISBN: 9798297758575
Imprint: Independently published

360GradRaum
Gumppenbergstrasse 6
84061 Ergoldsbach

E-Mail: buch@gestorben-wird-spaeter.de
Internet: https://gestorben-wird-spaeter.de

Inhaltsverzeichnis

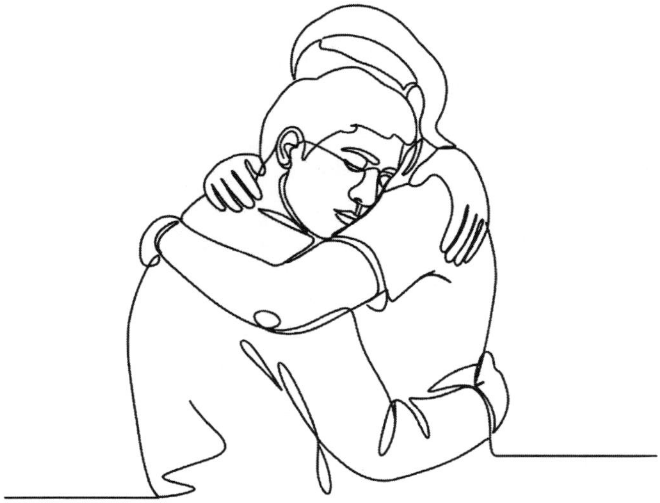

Vorwort

Lieber Leser, liebe Leserin,

wahrscheinlich liest du diesen Ratgeber, weil du gerade vor einer Herausforderung stehst, die dein ganzes Leben und eure Partnerschaft auf den Kopf stellt: Dein Partner oder deine Partnerin hat die Diagnose Krebs bekommen. Von einem Moment auf den anderen ist alles anders. Pläne zerbrechen, Ängste breiten sich aus, und oft fühlt man sich, als würde einem der Boden unter den Füßen weggezogen.

Ich weiß genau, wie sich das anfühlt. Vor einigen Jahren bekam ich selbst die Diagnose Lungenkrebs im fortgeschrittenen Stadium. Eine Nachricht, die mein Leben komplett verändert hat. Ich war nicht nur Patient, sondern auch Partner, Freund, Vater, Sohn. Ich habe gesehen, wie sehr die Krankheit nicht nur mich, sondern auch die Menschen um mich herum getroffen hat – besonders die, die mich am meisten lieben.

Mit diesem Ratgeber möchte ich dir zeigen, dass du nicht nur „Begleiter“ bist, sondern ein eigener Mensch mit Gefühlen, Ängsten, Wünschen und Grenzen. Dieses Buch entsteht nicht aus theoretischer Distanz, sondern direkt aus dem Leben – aus meiner eigenen Geschichte, meiner Intuition und meinem tiefen Wunsch, anderen Mut zu machen.

Du wirst erfahren, wie ihr gemeinsam durch schwere Zeiten gehen könnt, ohne dass du dich selbst verlierst. Denn nur, wenn du auch für dich sorgst, kannst du langfristig für den anderen da sein.

Danke, dass du diesen Weg mitgehst. Danke, dass du für deinen Partner da bist – und für dich selbst.

Herzlich,

Kai-Achim Bruder

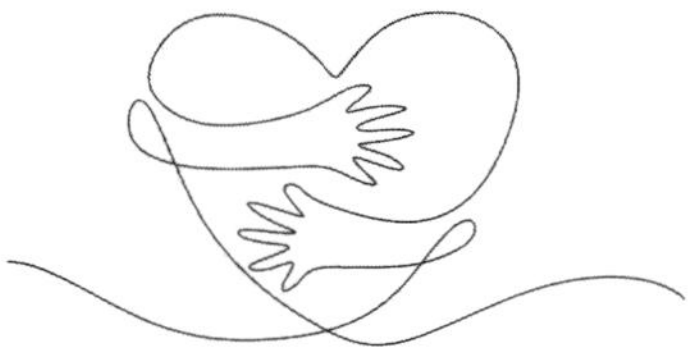

- Ein kleiner Wunsch vorab

Bevor du ganz in dieses Buch eintauchst, möchte ich dir etwas mit auf den Weg geben: Wenn dir mein Buch gefällt, dir weiterhilft oder dich inspiriert, **würde ich mich sehr über eine ehrliche Rezension auf Amazon freuen**. Deine Rückmeldung hilft nicht nur mir als Autor, sondern auch anderen Menschen, das passende Buch für ihre Situation zu finden. Ich danke dir dafür!

Wenn der geliebte Mensch erkrankt – Eine neue Rolle, die niemand gewählt hat

„Auch wer nicht selbst erkrankt, kann tief verletzt sein."

Es gibt Momente im Leben, die alles verändern. Die Diagnose Krebs ist so ein Moment – nicht nur für den Menschen, der sie erhält, sondern auch für dich, als Partner oder Partnerin an seiner Seite.

Vielleicht habt ihr gerade noch gemeinsam Urlaubspläne geschmiedet, gestritten, gelacht, euch geliebt – und plötzlich ist da dieses eine Wort, das alles überschattet. Von einem Tag auf den anderen findest du dich in einer neuen Rolle wieder: als Unterstützer, als Organisator, als Trostspender, manchmal sogar als Übersetzer medizinischer Fachbegriffe.

Aber: Du hast dir diese Rolle nicht ausgesucht. Und du hattest auch keine Zeit, dich darauf vorzubereiten.

Viele Partner von Krebspatienten berichten davon, dass sie sich schnell selbst zurücknehmen – aus Liebe, aus Sorge, aus einem tiefen Verantwortungsgefühl heraus.

Es ist, als würdest du ein Boot auf offener See steuern, während der Sturm tobt – und gleichzeitig versuchst du, den Menschen neben dir mit warmen Decken zu schützen.

Du willst stark sein, Mut machen, den anderen schützen. Doch oft geschieht das auf Kosten deiner eigenen Stabilität. Die eigenen Bedürfnisse, Ängste und Zweifel treten in den Hintergrund – manchmal so sehr, dass du dich selbst kaum noch wiedererkennst.

- Dieser Ratgeber ist für dich

Nicht für die Ärzte, nicht für Therapeuten, nicht für Außenstehende – sondern für dich, der Tag für Tag mit dem Menschen lebt, den er liebt, und gleichzeitig versucht, in dieser Ausnahmesituation nicht den eigenen Halt zu verlieren.

Du wirst in diesem Buch keine medizinischen Ratschläge finden – dafür aber Worte, die dich auffangen, Gedanken, die dir neue Perspektiven schenken, und praktische Impulse, wie du für deinen Partner da sein kannst, ohne dich selbst zu vergessen.

Denn das ist eine der größten Herausforderungen in dieser Zeit:

Da zu sein – und trotzdem bei sich zu bleiben.

Ich lade dich ein, mit offenem Herzen durch die kommenden Kapitel zu gehen. Du wirst dich in manchen Gedanken wiederfinden, an anderen Stellen vielleicht gestärkt oder getröstet fühlen.

Und wenn du zwischendurch das Gefühl hast, dass alles zu viel wird – dann schlag dieses Buch einfach an irgendeiner Stelle auf. Vielleicht findest du genau dort einen Gedanken, der dich weiterträgt.

Du gehst diesen Weg nicht allein.

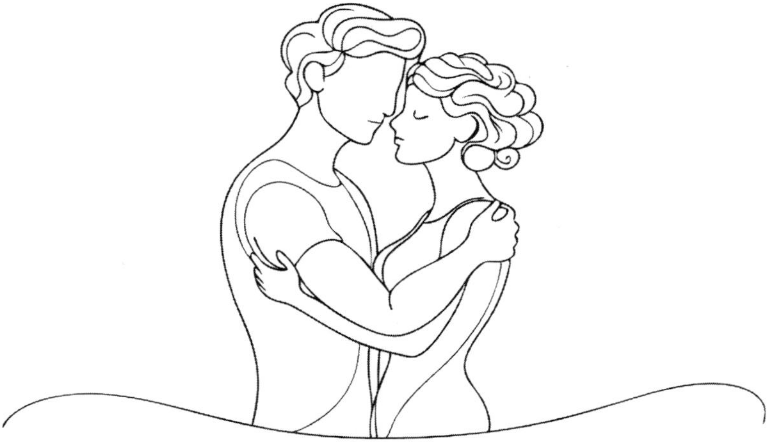

Teil 1: Die Diagnose gemeinsam annehmen

Eine Krebsdiagnose trifft nie nur einen Menschen allein — sie betrifft immer auch den Menschen an seiner Seite. Für dich als Lebenspartner beginnt damit eine Zeit voller Unsicherheiten, Ängste und emotionaler Achterbahnfahrten. Vielleicht fühlst du dich überfordert, hast Angst, etwas falsch zu machen, oder zweifelst an deiner eigenen Stärke. All das ist normal.

In diesem ersten Teil möchte ich dir zeigen, wie wichtig es ist, die Diagnose gemeinsam mit deinem Partner anzunehmen. Ich begleite dich dabei, den ersten Schock zu verstehen, die unterschiedlichen Emotionen wahrzunehmen und Wege zu finden, wie ihr euch als Paar trotz allem näherkommen könnt.

Nur wenn ihr euch gegenseitig ehrlich zeigt, was wirklich in euch vorgeht, könnt ihr euch als Team stärken und Halt geben. Es geht darum, die Krankheit nicht als etwas Trennendes zu sehen, sondern als eine Herausforderung, die euch auch zusammenschweißen kann.

Im ersten Kapitel „Der Schock der Diagnose“ geht es um den Moment, in dem die Welt stillsteht. Du erfährst, wie du die erste Welle von Angst, Wut oder Leere verarbeitest und langsam wieder handlungsfähig wirst.

Im zweiten Kapitel „Über Krebs sprechen – miteinander und mit anderen“ zeige ich dir, warum Schweigen Distanz schafft und Reden verbindet. Du bekommst Impulse, wie du schwierige Gespräche mit deinem Partner, der Familie und Freunden offen und gleichzeitig achtsam führst.

Im dritten Kapitel „Die Beziehung in der Krise stärken“ erfährst du, wie ihr Nähe und Distanz neu ausbalancieren könnt. Kleine Rituale und gemeinsame Entscheidungen helfen euch dabei, auch in schweren Zeiten als Paar zusammenzuhalten.

In diesem ersten Teil des Buches findest du praktische Tipps, Beispiele aus dem Leben und kleine Übungen, die dir helfen, die ersten Hürden zu überwinden.

Du bist nicht allein.

Du darfst stark sein — aber auch schwach.

Du darfst helfen — und gleichzeitig auf dich selbst achten.

Kapitel 1: Der Schock der Diagnose

Es gibt kaum Worte für diesen Moment. Wenn der Arzt das Wort „Krebs“ ausspricht, scheint die Welt für einen Augenblick stillzustehen. Gedanken rasen, das Herz hämmert, der Boden wankt. Vielleicht warst du sogar dabei, als dein Partner die Diagnose erfahren hat – vielleicht hat er sie dir erst später erzählt. In beiden Fällen verändert sich das Leben sofort.

Auch wenn du selbst körperlich gesund bist, spürst du mit einem Mal, wie sich dein gesamtes Inneres verschiebt. Plötzlich ist nichts mehr selbstverständlich. Angst, Ohnmacht, Überforderung – all das kann gleichzeitig über dich hereinbrechen. Und gleichzeitig versuchst du vielleicht, stark zu wirken. Für ihn. Für sie. Für euch.

In diesem Kapitel geht es genau um diesen ersten Abschnitt der gemeinsamen Reise: den Schock, die unmittelbaren Reaktionen, die ersten Tage, in denen alles wie unter einem Schleier geschieht. Du wirst erfahren, warum diese Reaktionen vollkommen normal sind – und dass es keine „richtige“ Art gibt, mit so einer Nachricht umzugehen.

Du lernst, wie unterschiedlich Menschen auf eine Krebsdiagnose reagieren, was du in dieser frühen Phase für deinen Partner tun kannst – und wie du dabei nicht selbst den Halt verlierst Denn so paradox es klingt: Gerade in diesen ersten Tagen ist es wichtig, auch deine eigenen Gefühle ernst zu nehmen.

Emotionale Erstreaktionen: Angst, Wut, Hilflosigkeit

Wenn ein geliebter Mensch die Diagnose Krebs erhält, gerät die Welt ins Wanken – auch für dich als Partner oder Partnerin. Vielleicht sitzt du noch im Wartezimmer, als dein Partner mit leerem Blick zurückkommt. Vielleicht bekommst du die Nachricht am Telefon, ganz plötzlich, mitten im Alltag. Und ab diesem Moment ist nichts mehr, wie es war.

Die ersten Stunden und Tage nach der Diagnose sind geprägt von einem emotionalen Ausnahmezustand. Angst, Schock, Verzweiflung, aber auch Wut oder ein Gefühl von innerer Leere können dich überrollen – oder sich scheinbar widersprüchlich abwechseln. Du funktionierst äußerlich weiter, aber innerlich ist ein Beben spürbar, das dich nicht mehr loslässt.

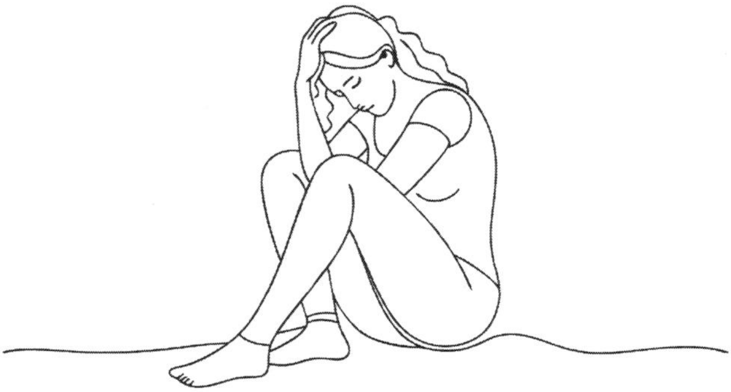

Manche Menschen berichten davon, dass sie in eine Art Schockstarre verfallen. Sie nehmen ihre Umgebung nur noch verschwommen wahr, können kaum klar denken. Andere brechen in Tränen aus, können kaum schlafen oder essen. Wieder andere spüren eine große Unruhe und den Drang, sofort etwas zu tun – organisieren Arzttermine, googeln Therapien, kaufen Vitamine, um sich ein Gefühl von Kontrolle zurückzuholen.

Und du? Vielleicht versuchst du stark zu wirken. Du willst für deinen Partner da sein, ihm Sicherheit geben, Hoffnung schenken – und blendest dabei deine eigenen Gefühle komplett aus. Doch selbst wenn du dir nichts anmerken lässt: In deinem Inneren ist ebenfalls eine Welt zusammengebrochen.

- Was in dir passiert – und warum das völlig normal ist

Deine emotionale Reaktion auf die Diagnose deines Partners ist nicht nur verständlich, sondern zutiefst menschlich. Denn du bist nicht einfach nur Begleiter – du bist emotional mit dem Menschen verbunden, der gerade mit einer existenziellen Bedrohung konfrontiert wurde. Alles, was euch verbindet – Liebe, Alltag, Pläne, Nähe – wird mit einem Schlag in Frage gestellt.

Die Gefühle, die dich jetzt überkommen, sind keine Schwäche. Sie sind eine gesunde Reaktion auf eine existenzielle Krise. Und es ist wichtig, dass du dir erlaubst, sie zuzulassen – auch wenn du gleichzeitig das Gefühl hast, funktionieren zu müssen. Denn wenn du deine Emotionen dauerhaft unterdrückst, besteht die Gefahr, dass du innerlich ausbrennst.

Es kann sehr hilfreich sein, sich klarzumachen: Du musst nicht immer stark sein. Dein Partner braucht nicht deine Fassade, sondern deine ehrliche, menschliche Nähe.

» *Tipp: Gefühle benennen bringt Entlastung*

Oft hilft es, die eigenen Gefühle bewusst wahrzunehmen und zu benennen. Was spürst du? Angst? Wut? Schuld? Hilflosigkeit? Oder vielleicht gar nichts – nur Taubheit? Auch das ist okay. Wenn du Worte findest, wird das Chaos in deinem Inneren greifbarer. Du kannst beginnen, es zu sortieren und dich selbst besser zu verstehen.

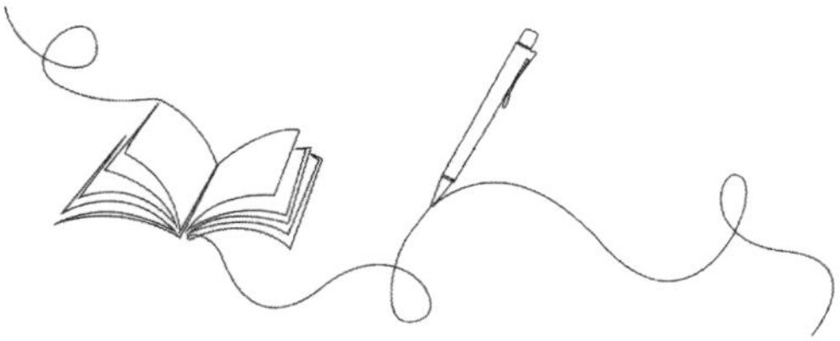

Ein kleiner Schritt kann sein, ein Tagebuch zu führen. Nicht literarisch, sondern ganz schlicht: ein paar Sätze am Abend, wie du dich heute gefühlt hast. Oder du sprichst mit jemandem, dem du vertraust. Du musst das nicht allein mit dir ausmachen.

» *Beispiel aus dem Leben*

Als meine eigene Diagnose feststand, war meine Frau wie ausgewechselt. Nach außen hin schien sie stark, ruhig, lösungsorientiert. Sie machte Listen, begleitete mich zu Terminen, redete mit Ärzten. Erst Wochen später erzählte sie mir, wie groß ihre Angst gewesen war – und wie sehr sie sich selbst vergessen hatte. Sie hatte sich eingeredet, dass sie keine Zeit für ihre eigenen Gefühle hatte, weil ich ja „der Kranke“ war. In Wahrheit aber war sie genauso betroffen – nur auf eine andere Weise.

Vielleicht erkennst du dich darin wieder. Vielleicht bist auch du gerade dabei, deine eigenen Gefühle hintanzustellen, weil du denkst, sie seien nicht wichtig genug. Aber das sind sie. Du bist mitbetroffen – emotional, seelisch, partnerschaftlich. Und das darf Raum haben.

» *Übung: Den inneren Druck loslassen*

Nimm dir zehn Minuten Zeit für dich. Setz dich an einen ruhigen Ort, schließe die Augen und atme tief ein und aus. Stell dir vor, du legst für diesen Moment alles ab: die Verantwortung, die Angst, den Anspruch, stark sein zu müssen.

Spür einfach, was da ist. Vielleicht Tränen. Vielleicht Wut. Vielleicht Leere. Lass es da sein. Ohne es verändern zu wollen.

Wenn du willst, kannst du diesen Moment mit einem Satz beenden wie:

„Ich darf fühlen. Ich darf überfordert sein.
Ich darf Mensch sein.“

Dieses erste emotionale Chaos ist nur ein Abschnitt auf deinem Weg. Es wird nicht immer so intensiv bleiben. Aber gerade jetzt ist es wichtig, dich selbst nicht aus dem Blick zu verlieren. Denn du bist nicht nur Partner – du bist auch ein Mensch mit Bedürfnissen, Gefühlen und einem Herz, das genauso mitbetroffen ist.

Unterschiedliche Reaktionsmuster bei Partnern

Wenn du mit einem geliebten Menschen konfrontiert wirst, der plötzlich die Diagnose Krebs erhält, seid ihr als Paar gemeinsam betroffen – aber ihr erlebt es auf ganz unterschiedliche Weise. Was für den einen wie ein direkter Angriff auf das eigene Leben wirkt, löst beim anderen vielleicht erst einmal inneres Schweigen aus. Diese Unterschiede in der Verarbeitung sind vollkommen normal – und sie zu erkennen, kann euch helfen, Missverständnisse und unnötige Verletzungen zu vermeiden.

Vielleicht fühlst du dich tief erschüttert, willst sofort alles in die Hand nehmen, Dinge organisieren, handeln, Entscheidungen vorbereiten. Vielleicht willst du aber auch nur weglaufen, die Augen zumachen und so tun, als würde alles von allein wieder gut. Dein Partner hingegen ist möglicherweise wie gelähmt – oder wirkt, als sei er plötzlich vollkommen klar und sachlich. Was du als Gefühlskälte empfindest, ist vielleicht einfach nur sein Versuch, sich zu schützen.

Es ist eines der größten Missverständnisse in solchen Krisenmomenten: Dass der andere genauso reagieren müsste wie man selbst – oder dass eine bestimmte Art der Reaktion „richtiger" ist als eine andere. Das stimmt nicht. Jeder Mensch entwickelt in emotionalen Ausnahmezuständen seine ganz eigene Art, mit dem Schock umzugehen. Und diese Reaktionsmuster entstehen nicht erst in diesem Moment – sie sind tief verwurzelt in früheren Erfahrungen, Prägungen und der individuellen Persönlichkeit.

- Verstehen statt urteilen

Vielleicht hast du schon einmal gedacht: „Warum ist er so gefasst? Warum weint sie nicht? Warum spricht er nicht über seine Gefühle?" Und gleichzeitig fragst du dich: „Bin ich zu emotional? Zu schwach? Mache ich alles falsch?"

Die Wahrheit ist: Es gibt kein richtig oder falsch. Es gibt nur verschiedene Wege, mit dem Unfassbaren umzugehen. Der eine braucht Gespräche, der andere Rückzug. Der eine sucht körperliche Nähe, der andere Distanz. Der eine will alles sofort wissen, der andere braucht Zeit, um Informationen überhaupt aufzunehmen.

Wichtig ist: Diese Unterschiede bedeuten nicht, dass ihr euch voneinander entfernt – im Gegenteil. Sie können euch einladen, einander neu kennenzulernen. Jetzt, in dieser schwierigen Zeit, geht es nicht darum, perfekt aufeinander abgestimmt zu sein, sondern einander Raum zu geben.

- Typische Muster – und wie du sie erkennst

Hier einige häufige Reaktionsweisen – vielleicht erkennst du dich oder deinen Partner darin wieder:

- **Die Überaktiven**: Sie organisieren sofort alles, übernehmen Verantwortung, kümmern sich um Papierkram, Termine, Gespräche. Dahinter steckt oft das Bedürfnis nach Kontrolle in einer unkontrollierbaren Situation.
- **Die Rückzüglichen**: Sie schweigen, wirken abwesend, ziehen sich zurück. Nicht, weil ihnen alles egal ist – sondern weil die in-

nere Verarbeitung so viel Raum einnimmt, dass für Worte kaum Energie bleibt.

- **Die Emotionalen**: Sie weinen, reagieren impulsiv, sind schnell überfordert. Sie brauchen viel Nähe, Zuspruch, Sicherheit.
- **Die Sachlichen**: Sie sprechen in Fakten, wirken distanziert oder kühl. Sie wollen nichts fühlen, weil das Gefühl ihnen Angst macht.

Keine dieser Reaktionen ist falsch. Sie sind Schutzmechanismen. Und sie zeigen oft mehr über den inneren Zustand, als Worte es könnten.

Ein Leser schrieb mir einmal nach der Lektüre meines Buches „Die Seele hilft heilen“:

„Ich hatte das Gefühl, dass meine Frau gar nicht verstanden hat, wie schlimm es für mich war. Sie hat einfach weitergemacht, als wäre nichts passiert.“

Dieser Satz hat mich lange beschäftigt – weil er zeigt, wie oft die Partner von Betroffenen selbst mit Schmerz, Angst und Überforderung kämpfen und dabei kaum wahrgenommen werden. Nicht aus bösem Willen, sondern weil die Aufmerksamkeit meist ganz auf die erkrankte Person gerichtet ist. Und weil viele Angehörige von sich aus schweigen – aus Rücksicht oder aus Scham.

Später erfuhr er, dass seine Frau innerlich vollkommen überfordert war – aber gelernt hatte, in Krisen „funktionieren“ zu müssen. Erst als sie offen miteinander sprachen, konnte er erkennen, dass ihre scheinbare Kälte nichts mit Lieblosigkeit zu tun hatte, sondern mit tiefer Angst.

Vielleicht habt auch ihr zwei sehr verschiedene Arten, mit dem Thema umzugehen. Entscheidend ist nicht, dass ihr gleich fühlt – sondern dass ihr bereit seid, euch gegenseitig zu begegnen.

» *Strategie: Unterschiede akzeptieren – Verbindung schaffen*

- **Sprich in der Ich-Form**: Sag nicht „Du bist so kalt“, sondern „Ich fühle mich manchmal allein, wenn du nicht darüber sprichst.“
- **Stell offene Fragen**: Etwa „Was geht gerade in dir vor?“ oder „Was brauchst du im Moment?“
- **Respektiere Rückzug**: Nicht jeder Mensch verarbeitet Dinge im Gespräch. Gib auch Stille Raum – aber bleib innerlich verbunden.
- **Nimm dir Auszeiten zu zweit**: Ein Spaziergang, eine ruhige gemeinsame Mahlzeit, ein kurzer Moment ohne Worte – das kann Brücken bauen.

» *Übung: Die Landkarte eurer Unterschiede*

Nimm ein Blatt Papier und zeichne eine einfache Tabelle mit zwei Spalten: links „Mein Umgang mit der Diagnose“, rechts „Sein/ihr Umgang mit der Diagnose“.

Schreib jeweils drei typische Verhaltensweisen auf – ohne zu bewerten. Nur beobachten. Dann frage dich:

- Wo sind wir ähnlich?
- Wo ergänzen wir uns?
- Was kann ich lernen, loslassen oder anders sehen?

Diese Übung öffnet einen neuen Blick – nicht nur auf den anderen, sondern auch auf dich selbst.

Ihr müsst nicht dieselben Worte benutzen, dieselben Tränen weinen oder dieselben Gedanken haben. Wichtig ist nur, dass ihr euch immer wieder die Hand reicht – auch wenn ihr gerade sehr verschieden reagiert.

Das ist echte Nähe.

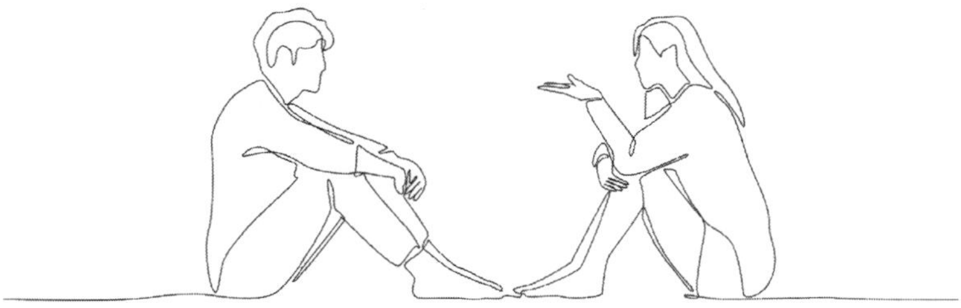

Der neue Alltag beginnt

Nach dem ersten Schock, nach den Tränen, den Gesprächen, dem endlosen Googeln, dem innerlichen Chaos – kommt irgendwann der Moment, in dem das Leben weitergeht. Vielleicht nicht so wie vorher, vielleicht nicht so, wie du es dir wünschst. Aber es geht weiter. Und plötzlich stehst du vor der Herausforderung, einen **neuen Alltag** zu gestalten – einen Alltag mit Krebs.

Das klingt nüchtern. Aber es beschreibt genau das, was viele Partner von Betroffenen durchleben: Der Ausnahmezustand wird zur Realität. Termine beim Onkologen gehören nun zum Wochenplan. Die Nebenwirkungen der ersten Therapiephase bestimmen plötzlich, was auf den Tisch kommt oder ob ein Ausflug überhaupt machbar ist. Das spontane Wochenende wird ersetzt durch den nächsten Blutwerttermin. Und inmitten all dessen versuchst du, nicht den Überblick – und nicht dich selbst – zu verlieren.

- Der Moment zwischen „Diagnose" und „Leben mit der Diagnose"

Der Übergang vom akuten Schock in einen neuen Alltag geschieht oft schleichend. Man merkt es daran, dass Routinen entstehen – sei es beim Fahren zur Klinik, beim Besorgen von Medikamenten oder beim Abwägen, wie viel Kraft heute für einen Spaziergang reicht.

Dieser neue Alltag kann erschöpfend sein, weil du in ihm plötzlich mehrere Rollen gleichzeitig erfüllst: Du bist Lebenspartner,

Ansprechpartner, Zuhörer, Fahrdienst, Pfleger, Mutmacher. Vielleicht versuchst du sogar, deinen Beruf wie gewohnt weiterzuführen, dich um Kinder oder Angehörige zu kümmern – und gleichzeitig deine eigenen Sorgen im Griff zu behalten.

Viele Partner berichten in dieser Phase von einer tiefen inneren Zerrissenheit: dem Wunsch, alles gut zu machen und der Angst, nicht mehr zu genügen. Es ist ein schmaler Grat zwischen Fürsorge und Überforderung.

- Balance zwischen Verantwortung und Selbstachtung

Sich um einen geliebten Menschen zu kümmern, kann eine zutiefst erfüllende Aufgabe sein – aber sie darf dich nicht aufzehren. Der neue Alltag ist nur dann tragbar, wenn auch du darin Platz hast. Nicht als Funktion, sondern als Mensch.

Oft wird der eigene Kalender ganz unbewusst zugunsten des Partners geleert. Die kleinen Pausen, das eigene Sportprogramm, Treffen mit Freunden, Zeit für sich selbst – all das scheint plötzlich nicht mehr wichtig. Doch genau das sind die Elemente, die dir helfen, auf Dauer stark zu bleiben.

» Beispiel: Wenn der Alltag kippt

Eine Leserin erzählte mir, dass sie nach drei Wochen an der Seite ihres kranken Mannes kaum mehr schlafen konnte. „Ich war nur noch unterwegs. Krankenhaus, Apotheke, Haushalt, Besuche. Ich habe alles organisiert – aber nichts mehr gefühlt." Erst als sie sich erlaubte, einmal am Abend allein spazieren zu gehen, merkte sie, wie leer sie innerlich geworden war.

Dieser Moment war für sie ein Wendepunkt: Sie begann, sich täglich eine halbe Stunde bewusst für sich zu nehmen – und gewann dadurch neue Kraft, ihrem Mann wirklich präsent zur Seite zu stehen.

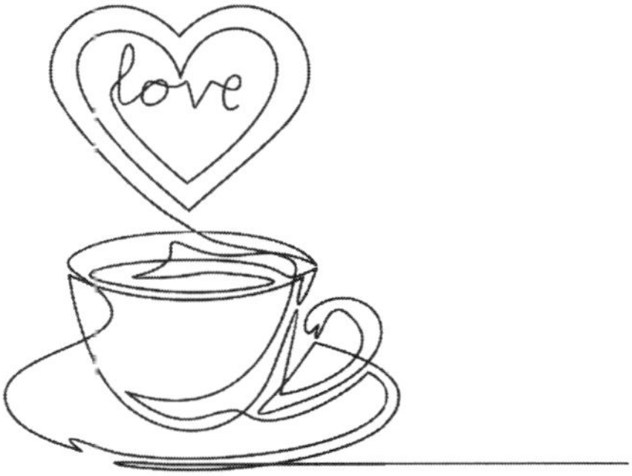

Erinnere dich an den „Flugzeug-Notfall-Effekt“: Wie bei der Sicherheitsanweisung im Flugzeug gilt auch hier: Du musst dir zuerst selbst die Sauerstoffmaske aufsetzen, bevor du anderen helfen kannst. Nur wenn du atmest, kannst du stützen. Nur wenn du dich umsorgst, kannst du für andere da sein.

Diese einfache Metapher hilft, ein oft übersehenes Prinzip zu verinnerlichen: Deine eigene Stabilität ist kein Luxus – sie ist Voraussetzung dafür, dass du deinem Partner langfristig und verlässlich zur Seite stehen kannst. Es ist kein Egoismus, dir Raum zu nehmen. Es ist Fürsorge – für dich und für den Menschen, den du liebst.

» Tipp: Mikro-Routinen für dich selbst

Gerade wenn der Alltag voll ist, können kleine Gewohnheiten dir helfen, die Verbindung zu dir selbst nicht zu verlieren. Drei Beispiele:

- **Morgens 5 Minuten bewusst atmen**, bevor der Tag beginnt.
- **Ein kurzer Eintrag ins Dankbarkeitstagebuch** (Was hat mir heute gutgetan?)
- **Ein täglicher Moment ohne Verantwortung**: z. B. Musik hören, mit dem Hund gehen, einen Tee allein genießen.

Diese Rituale sind kein Luxus.
Sie sind notwendig.

» Struktur gibt Sicherheit – auch dir

Auch für dich als Partner ist es hilfreich, Struktur in den Alltag zu bringen. Nicht nur für medizinische Abläufe, sondern auch für dein seelisches Gleichgewicht.

Eine einfache Tagesstruktur könnte zum Beispiel so aussehen:

- **Vormittag**: Arzttermin begleiten, danach eigene Zeit (Spaziergang, kurze Pause)
- **Mittag**: Gemeinsames Essen, Ruhezeit
- **Nachmittag**: Erledigungen, ggf. Unterstützung organisieren

- **Abend**: Zeit zu zweit, Gespräch, Entlastung durch Austausch

Plane bewusst auch Dinge ein, die **dir** guttun – und nicht nur deinem Partner. Du darfst das.

» Strategie: Aufgaben verteilen und Hilfe annehmen

Du musst nicht alles allein stemmen. Im Gegenteil: Wenn du dich überlastest, leidet am Ende nicht nur deine Gesundheit, sondern auch eure Beziehung.

Frage dich konkret:

- Wer kann dir etwas abnehmen?
- Welche Aufgaben kannst du delegieren – an Familie, Freunde, Nachbarn?
- Gibt es ehrenamtliche Hilfsdienste, Fahrdienste, psychoonkologische Beratung?

Oft helfen schon kleine Entlastungen, um den Alltag stabiler zu gestalten.

Der neue Alltag mit Krebs ist kein einfacher Weg. Aber er ist gehbar – Schritt für Schritt, ehrlich, mitfühlend und mutig. Vergiss dabei eines nicht: Du darfst dir dein eigenes Leben erhalten, während du an der Seite eines anderen kämpfst. Du musst nicht alles perfekt machen. Aber du darfst dir erlauben, auch für dich selbst gut zu sorgen.

Fazit zum Kapitel

Der Moment der Krebsdiagnose verändert alles – für den betroffenen Menschen ebenso wie für dich als Partner oder Partnerin. Vielleicht fühlst du dich in dieser frühen Phase wie auf dünnem Eis: verunsichert, überfordert, innerlich zerrissen. Das ist nicht nur verständlich – es ist normal.

In diesem Kapitel hast du gesehen, dass emotionale Erstreaktionen wie Angst, Wut oder Ohnmacht kein Zeichen von Schwäche sind, sondern Ausdruck von Liebe, Sorge und tiefer Betroffenheit. Du hast erfahren, dass ihr als Paar unterschiedlich reagieren dürft – und gerade darin die Chance liegt, einander besser zu verstehen. Und du hast Impulse bekommen, wie du erste Schritte in einen neuen Alltag mit der Erkrankung gehen kannst, ohne dich selbst dabei zu verlieren.

Vergiss nicht: Auch du brauchst Halt. Auch du hast das Recht auf Fürsorge, Unterstützung und Pausen. Du bist nicht nur der starke Arm an der Seite deines Partners – du bist ein Mensch mit einer eigenen Geschichte, mit Gefühlen, Grenzen und Kraftquellen.

Der Schock ist der Beginn eines neuen Weges. Wie du ihn gehst, wirst du Stück für Stück herausfinden. Du musst nicht alles sofort wissen. Du darfst dir Zeit lassen. Du darfst lernen – und du darfst daran wachsen.

Kapitel 2: Über Krebs sprechen – miteinander und mit anderen

Schweigen kann schützen – aber es kann auch trennen. Worte können verbinden – aber sie können auch verletzen. Wenn Krebs in euer Leben tritt, verändert sich nicht nur der Körper des Betroffenen, sondern auch die Sprache zwischen euch. Viele Gespräche, die vorher selbstverständlich waren, werden plötzlich schwer. Und manche Worte bleiben unausgesprochen, obwohl sie so dringend raus müssten.

Vielleicht spürst du, wie groß die Unsicherheit ist: Was darf ich sagen? Was nicht? Wie ehrlich soll ich sein? Will mein Partner überhaupt darüber reden? Und wenn ja – wie viel?

Auch das Umfeld bringt neue Herausforderungen mit sich: Familie, Freunde, Kollegen – viele wollen helfen, fragen nach, bringen Ratschläge, stellen neugierige oder überfordernde Fragen. Und du stehst oft dazwischen. Als Filter. Als Übersetzer. Als Schutzschild.

In diesem Kapitel geht es um all diese Fragen – und um deinen Umgang mit ihnen.

Wie kannst du mit deinem Partner offen über Ängste, Wünsche und Bedürfnisse sprechen, ohne ihn zu überfordern? Wie kannst du gleichzeitig deine eigenen Gefühle ehrlich äußern, ohne Schuld oder Druck zu erzeugen? Wie geht ihr gemeinsam mit neugierigen Fragen von außen um? Und wo verläuft die Grenze zwischen gesunder Offenheit und notwendigem Schutz der Privatsphäre?

Du musst kein Kommunikationsexperte sein. Es geht nicht darum, alles perfekt zu sagen – sondern darum, in Verbindung zu bleiben. Denn gerade in Krisenzeiten ist echte Nähe wichtiger als die richtigen Worte.

Dieses Kapitel hilft dir, dich im kommunikativen Spannungsfeld zwischen Schweigen und Reden, zwischen Rücksicht und Offenheit, besser zurechtzufinden. Es zeigt dir Wege, wie du mit deinem Partner in ehrlichen, heilsamen Kontakt kommst – und wie ihr gemeinsam einen guten Umgang mit eurem Umfeld findet.

Manchmal genügt schon ein einziger Satz, um den Druck zu lösen. Manchmal ist Zuhören wertvoller als jede Antwort. Und manchmal ist es genau das unausgesprochene Verständnis, das Nähe schafft.

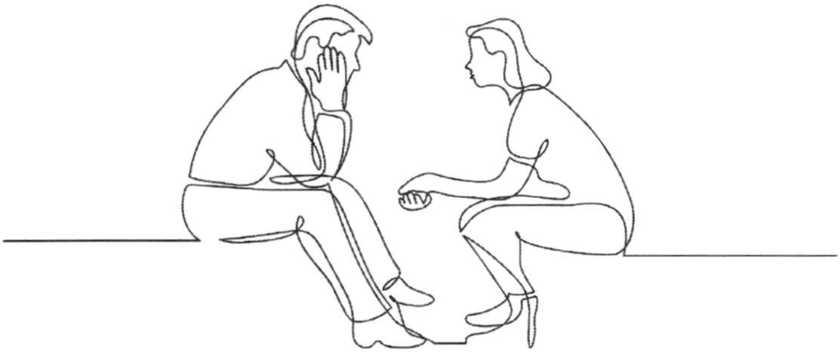

Offenheit vs. Schutz der Privatsphäre

Sobald die Diagnose Krebs ausgesprochen ist, beginnt eine zweite, oft übersehene Herausforderung: der Umgang mit der Außenwelt. Wie viel erzähle ich – und wem? Was darf ich sagen? Was sollte ich besser für mich behalten? Wie sehr schütze ich meinen Partner – und wie sehr mich selbst?

Gerade für dich als Partner oder Partnerin ist das ein sensibles Thema. Du bist tief emotional eingebunden, wirst aber zugleich immer wieder zur „Schnittstelle" zwischen deinem kranken Partner und dem Umfeld. Du wirst gefragt, du wirst angeschaut, du wirst manchmal auch mit mitleidigen Blicken konfrontiert oder mit Kommentaren, die verletzend sein können, obwohl sie gut gemeint sind.

Und dazwischen steht die große Frage: **Wie offen willst – und kannst – du sein?**

- Ein Spagat mit vielen Ebenen

Offenheit schafft Nähe. Sie erlaubt Mitgefühl, Unterstützung, Ehrlichkeit. Wenn du mit einem Menschen sprichst und dich dabei zeigst, wie du wirklich fühlst, entsteht oft Erleichterung – bei dir selbst und beim Gegenüber.

Aber Offenheit hat Grenzen. Denn nicht jeder hat das Recht, alles zu wissen. Und nicht jeder kann sorgsam mit dem umgehen, was du ihm anvertraust. Gerade Menschen, die selbst überfordert sind oder eigene Ängste auf dich projizieren, reagieren oft unangemessen. Da hilft es, die eigene Offenheit bewusst zu steuern – nicht als Schutzmauer, sondern als liebevoll gesetzte Grenze.

Die Schwierigkeit liegt darin, zwischen **offen sein** und **sich schützen** zu unterscheiden. Und dabei immer wieder zu spüren: Was dient meinem Partner? Was dient mir? Was geht Außenstehende nichts an?

» Beispiel: Wenn die Mutter zu viel wissen will

Ein Leser schrieb mir, dass seine Schwiegermutter nach der Diagnose seiner Frau fast täglich anrief, um „nach allem zu fragen". Zuerst fand er das verständlich – später belastend. Sie wollte Details zu Befunden, Therapien, Blutwerten. „Ich hatte das Gefühl, ich musste nicht nur für meine Frau da sein, sondern auch noch meine Schwiegermutter beruhigen.", erzählte er.

Er entschied sich schließlich für eine liebevolle, aber klare Grenze: „Wir halten dich auf dem Laufenden, wenn es Wichtiges gibt – aber bitte frag nicht jeden Tag." Das war nicht leicht. Aber es entlastete alle.

- *Was bedeutet Offenheit für dich persönlich?*

Es hilft, wenn du dir zunächst selbst darüber klar wirst, wie viel du grundsätzlich über eure Situation teilen möchtest – und mit wem. Hier ein paar Leitfragen:

- Mit wem kannst du ehrlich sprechen, ohne dich danach ausgelaugt oder missverstanden zu fühlen?

- Wer fragt aus echtem Interesse – und wer nur aus Neugier?
- Was möchte dein Partner, dass du weitergibst? Was nicht?
- Wo liegen deine persönlichen Grenzen, wenn du über Ängste, Sorgen, Intimität oder Prognosen sprichst?

Manchmal bedeutet Offenheit nicht, alles zu erzählen – sondern zu sagen: „Ich möchte darüber gerade nicht sprechen." Auch das ist eine klare, respektvolle Haltung.

» Strategie: Euer Kommunikationsrahmen als Paar

Setzt euch bewusst zusammen und sprecht über euren Umgang mit der Außenwelt. Je klarer ihr beide eure Positionen kennt, desto leichter lassen sich Konflikte vermeiden. Besprecht gemeinsam:

- Was sagen wir wem?
- Wer informiert wen – du oder dein Partner?
- Was bleibt zwischen uns?
- Wie gehen wir mit neugierigen oder übergriffigen Fragen um?

Schreibt euch, wenn nötig, einen kleinen „Kommunikationsrahmen" auf – als Orientierungshilfe für schwierige Gespräche mit anderen.

» Tipp: Formulierungen für gesunde Abgrenzung

Manchmal fehlen die Worte, um höflich, aber bestimmt die Grenze zu wahren. Hier ein paar Beispiele, die du nutzen oder anpassen kannst:

- „Danke für dein Interesse. Es ist gerade sehr viel – wenn es Neuigkeiten gibt, melden wir uns."
- „Ich verstehe, dass du dir Sorgen machst. Aber das ist etwas, das wir als Paar erst einmal für uns behalten möchten."
- „Ich kann dir darauf keine Antwort geben – und das ist im Moment auch in Ordnung."

Diese Sätze schaffen Klarheit, ohne hart zu wirken. Und sie geben dir die Kontrolle zurück – über das, was geteilt wird und was nicht.

» Übung: Deine persönlichen Grenzen erkennen

Nimm dir ein leeres Blatt Papier und beantworte folgende Fragen:

- Was darf jeder wissen?
- Was nur meine engsten Vertrauten?
- Was geht niemanden außer meinem Partner und mich etwas an?

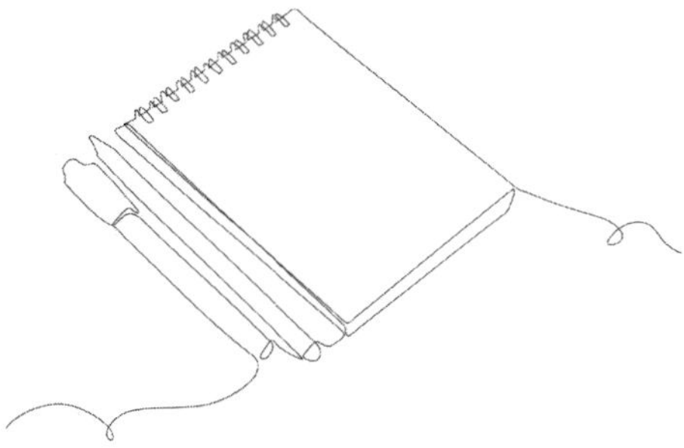

Halte das schriftlich fest. Es kann dir helfen, in schwierigen Momenten schneller und sicherer zu reagieren – und nicht aus dem Impuls heraus zu viel zu erzählen oder dich unter Druck gesetzt zu fühlen.

- **Offenheit ist ein wertvolles Werkzeug** – wenn du sie bewusst einsetzt. Du musst dich nicht erklären, rechtfertigen oder für die Gefühle anderer mitverantwortlich sein.
- **Du darfst schützen, was euch heilig ist**. Und du darfst wählen, wem du dein Herz öffnest – und wann.
- **Nicht jedes Gespräch ist heilsam**. Aber jedes klare Nein zu Übergriffigkeit ist ein Ja zu dir selbst.

Gespräche mit Kindern, Familie, Freunden

Sobald die Diagnose Krebs im Raum steht, verändert sich nicht nur eure Beziehung als Paar – auch das soziale Gefüge um euch herum gerät in Bewegung. Plötzlich stellen sich viele Fragen: Was sagen wir den Kindern? Wie viel sollen Eltern, Geschwister oder enge Freunde wissen? Wer braucht Trost – und wer ist selbst eine Stütze?

Diese Gespräche sind oft emotional aufgeladen. Sie erfordern Fingerspitzengefühl, manchmal Mut und fast immer mehr Kraft, als man gerade aufbringen will. Und doch sind sie wichtig. Denn sie entscheiden darüber, wie offen oder belastend euer Umfeld mit der Situation umgeht – und wie sehr du dich selbst entlastet fühlst.

- Mit Kindern sprechen: Ehrlich, altersgerecht, schützend

Kinder spüren, wenn etwas nicht stimmt. Selbst wenn du versuchst, die Situation zu verbergen, nehmen sie Veränderungen wahr – in der Stimmung, im Verhalten, in der Körpersprache.

Schweigen schafft Unsicherheit. Fantasie kann gefährlicher sein als die Realität.

Deshalb ist Offenheit auch hier wichtig – allerdings in einer Sprache, die dem Alter und Entwicklungsstand des Kindes entspricht.

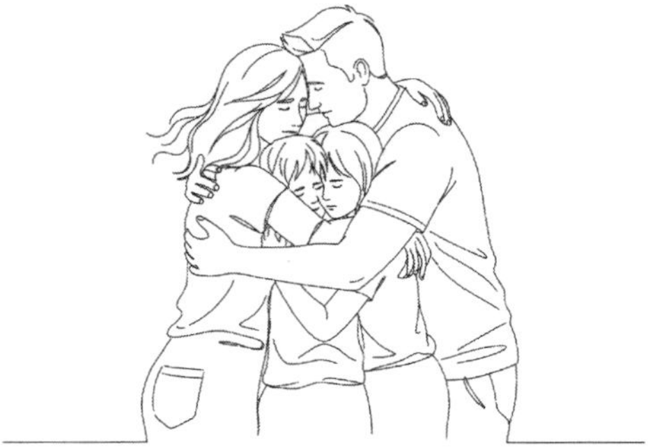

Für jüngere Kinder (bis ca. 6 Jahre) genügt oft ein einfacher Satz wie:

„Mama ist krank und muss öfter zum Arzt. Sie bekommt Medikamente, die ihr helfen sollen."

Wichtig ist, dass du Zuversicht vermittelst, ohne zu lügen. Du darfst sagen, dass du selbst manchmal traurig oder müde bist – aber auch, dass ihr als Familie zusammenhaltet.

Für Schulkinder darf es konkreter sein:

„Papa hat eine Krankheit, die Krebs heißt. Er bekommt eine Therapie, die stark ist – darum wird er manchmal müde oder ihm ist übel. Aber die Ärzte tun alles, um ihm zu helfen."

Jugendliche kannst du oft direkt einbinden. Frag sie: „Was möchtest du wissen?" Und beantworte die Fragen so ehrlich wie möglich. Jugendliche merken sehr schnell, wenn man ihnen etwas verschweigt – und reagieren oft mit Rückzug oder Misstrauen.

» Beispiel: Die Kraft kindlicher Direktheit

Eine Frau erzählte mir nach einer Lesung von ihrem zehnjährigen Sohn, der nach dem Gespräch über die Krebserkrankung seines Vaters nur eine Frage hatte: „Kann ich weiter mit ihm auf den Spielplatz?" Sie antwortete: „Wenn er sich gut fühlt, ja. Und wenn nicht, kannst du bei ihm bleiben." Der Junge nickte. „Dann ist alles gut."

Kinder wollen vor allem wissen: Wird sich etwas ändern? Muss ich Angst haben? Bin ich noch sicher und geliebt?

- Gespräche mit Familie und Freunden: Nähe gestalten, Erwartungen klären

Auch im erweiterten Umfeld entstehen viele Unsicherheiten. Manche Angehörige sind überfürsorglich, andere ziehen sich zurück. Manche wollen helfen, wissen aber nicht wie. Wieder andere reagieren mit Ratschlägen, die mehr belasten als helfen.

Diese Gespräche kannst du aktiv gestalten, indem du klar sagst, was du brauchst – und was nicht. Du darfst um konkrete Hilfe bitten: „Kannst du donnerstags kochen?" oder „Könntest du mit den

Kindern Hausaufgaben machen?" – genauso wie du sagen darfst: „Bitte verschone uns mit medizinischen Tipps von Google."

Wenn du merkst, dass jemand dich emotional überfordert, setze liebevoll Grenzen. Es ist nicht deine Aufgabe, andere zu trösten oder sie zu beruhigen. Deine Energie wird gerade an anderer Stelle gebraucht.

» Strategie: Gesprächsleitfaden für herausfordernde Situationen

Hier ein einfacher Leitfaden, der dir helfen kann, Gespräche mit anderen bewusst zu führen:

- **Vorbereitung**: Überlege dir vor dem Gespräch, was du sagen möchtest – und was du nicht sagen willst.
- **Einstieg**: Sprich offen, aber ruhig: „Ich möchte dir etwas Wichtiges sagen, was uns betrifft."
- **Kernaussage**: Formuliere kurz, was passiert ist: „Mein Partner hat Krebs. Es ist eine schwere Zeit, aber wir gehen sie gemeinsam an."
- **Gefühle benennen**: Wenn du möchtest: „Ich bin manchmal überfordert, aber auch zuversichtlich."
- **Konkrete Bitte oder Abgrenzung**: „Wir brauchen aktuell vor allem Ruhe." oder „Ich melde mich, wenn ich Unterstützung brauche."

So bleibst du handlungsfähig – und bewahrst Klarheit inmitten emotionaler Unsicherheit.

» Tipp: Hilfe zulassen heißt nicht Schwäche zeigen

Manche Freunde wollen helfen, aber sie wissen nicht wie. Manche warten auf ein Zeichen von dir. Du kannst dieses Zeichen setzen – ohne dich abhängig zu machen. Eine kurze Nachricht wie: „Wir freuen uns über eine Mahlzeit am Freitag" oder „Wenn du Zeit hast, wäre ein Spaziergang schön" kann Türen öffnen.

Es geht nicht darum, alle Beziehungen perfekt zu managen. Es geht darum, die Menschen zu erkennen, die euch jetzt guttun – und die Verbindung zu ihnen zu pflegen.

Dein Umfeld kann eine große Quelle der Entlastung und Kraft sein – wenn du es zulässt, ohne dich selbst aufzugeben. Offenheit schafft Verbindung, aber sie darf klug und geschützt eingesetzt werden. Du musst nicht alles allein tragen. Du darfst sagen, was du brauchst. Und du darfst für euch beide sprechen – mit Herz, mit Klarheit und mit der Haltung:

„Wir gehen diesen Weg gemeinsam – und wir bestimmen, wer ein Stück mitgeht."

Tabuthemen ansprechen lernen

Es gibt Dinge, über die man nicht spricht. Nicht sprechen will. Nicht sprechen kann. Gerade wenn Krebs ins Leben tritt, entstehen Themen, die plötzlich schwer wiegen – aber kaum ausgesprochen werden. Angst vor dem Tod. Körperliche Veränderungen. Sexualität. Schuldgefühle. Hilflosigkeit. Hoffnungslosigkeit.

Manche dieser Themen wirken zu groß, um sie in Worte zu fassen. Andere scheinen zu heikel, zu schmerzhaft, zu „unangemessen" in einem Moment, in dem alle stark sein wollen. Und doch: Genau diese Themen sitzen oft wie ein stiller Gast mit am Tisch – und schweigen laut.

- Warum wir schweigen – und was es mit uns macht

Schweigen ist oft ein Schutzmechanismus. Wenn die Angst zu groß ist, wenn das Gefühl überrollt, wenn die Worte fehlen, schweigt man. Man will den anderen nicht verletzen, nicht belasten, keine Panik auslösen. Oder man hat Angst, dass das Ausgesprochene Realität werden könnte. Als wäre es durch das Benennen „wahrer" als vorher.

Aber Schweigen hat seinen Preis. Es schafft Distanz. Es lässt Raum für Missverständnisse. Und es kann emotional einsam machen – selbst in einer liebevollen Beziehung.

Viele Partner berichten davon, dass sie bestimmte Gedanken mit sich herumtragen, aber nicht wissen, wie sie sie aussprechen sollen. Die Frage „Was ist, wenn er stirbt?" zum Beispiel. Oder der Satz: „Ich vermisse unsere Nähe." Oder auch: „Ich fühle mich manchmal überfordert – und schäme mich dafür."

Diese Gedanken sind nicht falsch. Sie sind menschlich. Und sie dürfen ausgesprochen werden – auf eine Weise, die schützt, aber auch verbindet.

» Beispiel: Wenn Nähe schmerzt

Eine Leserin schrieb mir, dass sie sich kaum noch traute, ihren Mann zu berühren. Nach der Operation hatte er große Schmerzen, sein Körper hatte sich verändert, sein Blick war leer. „Ich hatte Angst, ihn zurückzuweisen, wenn ich mich distanziere. Aber ich hatte genauso Angst, ihn zu verletzen, wenn ich zu nah bin."

Sie schwieg lange. Bis sie sich eines Abends traute, zu sagen: „Ich weiß nicht, wie ich dir körperlich begegnen soll – und das tut mir weh." Ihr Mann weinte – und antwortete: „Ich wünschte, du hättest das eher gesagt. Ich habe mich so allein gefühlt."

Manchmal braucht es genau diesen einen ehrlichen Moment, um eine Mauer einzureißen.

- Was sind typische Tabuthemen in der Partnerschaft mit Krebs?

- **Angst vor dem Tod oder einem Rückfall**
- **Verlust von körperlicher Attraktivität**
- **Sexualität, Intimität, Berührungsängste**
- **Überforderung und Schuldgefühle**
- **Wut auf das Leben – oder sogar auf den erkrankten Partner**
- **Verlust gemeinsamer Zukunftsvisionen**

Diese Themen sind schwierig. Aber sie sind real. Und sie werden leichter, wenn du sie ansprichst – achtsam, respektvoll, aber ehrlich.

» Strategie: Tabuthemen in kleine Schritte aufteilen

Wenn ein Thema zu groß erscheint, hilft es oft, es in kleine Teile zu zerlegen. Statt sofort über den Tod zu sprechen, kannst du sagen:

- „Ich mache mir manchmal Sorgen um die Zukunft."
- „Was brauchen wir, damit du dich sicher fühlst?"
- „Was würde dir helfen, wenn es dir schlechter geht?"

Statt über „Sexualität" im Ganzen zu sprechen, kannst du sagen:

- „Ich vermisse unsere Nähe."
- „Ich bin unsicher, wie ich dich gerade berühren darf."
- „Können wir einen neuen Weg finden, uns nah zu sein?"

So wird aus einem Tabu ein Gespräch. Aus Schweigen eine Begegnung.

» Tipp: Nutze ruhige, geschützte Momente

Wähle bewusst einen Moment der Ruhe, in dem ihr beide nicht abgelenkt oder überreizt seid. Vielleicht bei einem Spaziergang, beim gemeinsamen Tee, im Bett vor dem Einschlafen. Mach deutlich, dass dir das Thema wichtig ist – nicht, um zu klären oder zu lösen, sondern um ehrlich zu sein.

Sprich in der **Ich-Form**, nicht mit Vorwürfen. Statt: „Du redest nie über deine Angst", lieber:

„Ich merke, dass du dir Sorgen machst – und ich wünschte mir, wir könnten das gemeinsam tragen."

» *Übung: Die unausgesprochene Frage*

Schreib auf einen Zettel eine Frage, die du dich bisher nicht zu stellen oder zu sagen getraut hast. Leg ihn für einen Tag zur Seite. Lies ihn dann laut – zuerst für dich allein, dann vielleicht mit deinem Partner.

Wenn ihr beide Lust habt, könnt ihr daraus ein Ritual machen: „Die stille Frage". Einmal pro Woche bringt jeder einen Zettel mit einer Frage oder einem Satz, der ihn beschäftigt. Und ihr redet darüber – so weit es euch möglich ist. Ohne Druck. Aber mit Offenheit.

Manche Themen brauchen Zeit. Andere brauchen Mut. Und wieder andere brauchen nur einen kleinen Anstoß – ein Lächeln, ein „Ich weiß nicht, wie ich's sagen soll", ein „Darf ich ehrlich sein?"

Du musst nichts sofort klären. Aber du darfst anfangen, Dinge zu benennen. Worte schaffen Raum. Und manchmal ist ein ausgesprochenes Tabu der Beginn von neuer Nähe.

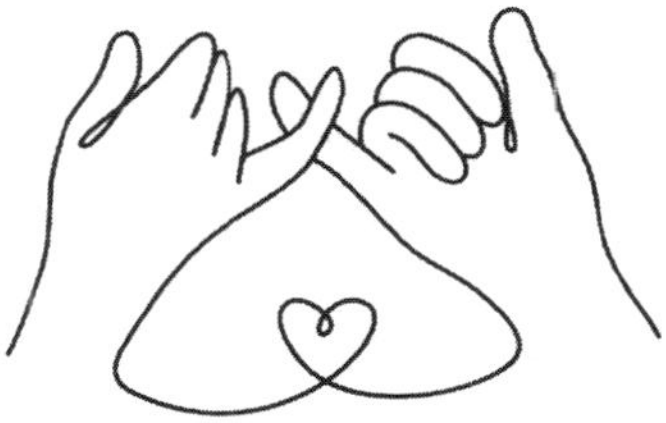

Fazit zum Kapitel

Sprechen kann heilen. Schweigen kann schützen. Und beides darf nebeneinander existieren – wenn du es bewusst wählst. In diesem Kapitel hast du erfahren, wie viel Kraft es kosten kann, über Krebs zu reden – und wie viel Nähe, Entlastung und Verbindung dadurch auch möglich werden kann.

Du hast gelernt, wie du inmitten von Unsicherheit deinen eigenen Weg zwischen Offenheit und Abgrenzung findest. Du darfst selbst bestimmen, wem du was erzählst – und in welchem Moment. Ehrlichkeit beginnt nicht damit, alles zu sagen, sondern mit dem Mut, überhaupt Worte zu finden.

Auch im Umgang mit Kindern, Familie und Freunden darfst du klar sagen, was du brauchst – und was nicht. Du bist nicht dafür verantwortlich, alle anderen zu beruhigen oder zu bedienen. Du bist Partner, ja. Aber du bist auch Mensch. Und du darfst dich schützen.

Und schließlich hast du gesehen: Gerade die schweren, scheinbar unaussprechlichen Themen wie Angst, Überforderung oder Intimität verlieren ihre Macht, wenn du ihnen Worte gibst. Du musst nicht perfekt kommunizieren. Du musst nur bereit sein, offen zu sein – so offen, wie es für dich und euch stimmig ist.

Worte können Brücken sein. Zu deinem Partner. Zu anderen. Und zu dir selbst. Du darfst diese Brücken bauen – in deinem Tempo, auf deine Weise, mit deinen eigenen Sätzen.

Kapitel 3: Die Beziehung in der Krise stärken

Krebs betrifft nicht nur Körper und Therapien – er verändert auch Beziehungen. Oft leise, manchmal unbemerkt, schleichend – und doch spürbar. Was vorher selbstverständlich war, wird plötzlich fragil: das gemeinsame Frühstück, der vertraute Blick, die Nähe im Bett, das gegenseitige Wissen, was der andere gerade fühlt.

Vielleicht merkst du, dass dein Partner sich zurückzieht. Oder dass du selbst auf Distanz gehst, weil du Angst hast, etwas falsch zu machen. Vielleicht seid ihr beide so erschöpft von den Anforderungen des Alltags, dass für Zärtlichkeit, Gespräch oder gemeinsames Lachen kaum mehr Kraft bleibt.

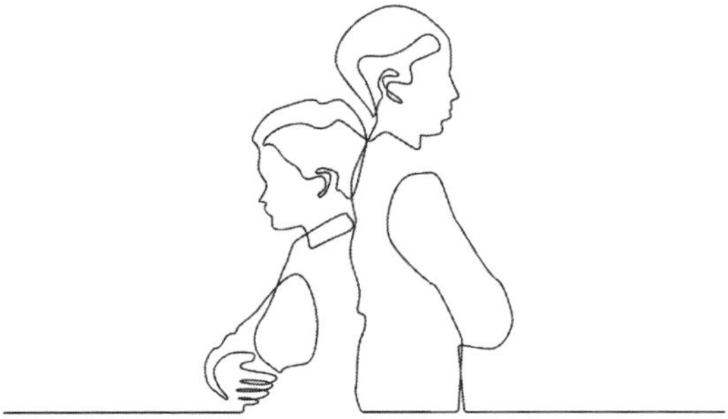

Eine schwere Erkrankung wie Krebs ist nicht nur eine körperliche Belastung – sie ist auch eine emotionale Prüfung für jede Partnerschaft. Und doch steckt in dieser Krise auch eine Chance: eine neue Tiefe, ein neues Verständnis füreinander, vielleicht sogar eine neue Form von Liebe. Eine, die stiller ist, roher, echter – weil sie nicht mehr auf Leistung oder Perfektion baut, sondern auf Präsenz und Mitgefühl.

In diesem Kapitel geht es um genau diese empfindliche Ebene: Wie bleibt ihr als Paar verbunden, wenn die Welt um euch herum gerade auseinanderzubrechen scheint? Wie kannst du Nähe zulassen – ohne dich zu verlieren? Wie viel Rückzug braucht dein Partner – und wie viel brauchst du? Wo findet ihr euch als Liebende wieder, wenn Krankheit, Angst und Therapiepläne den Alltag dominieren?

Ich möchte dir Wege zeigen, wie ihr trotz aller äußeren Belastung einen inneren Raum bewahren könnt – einen Raum für Berührung, für gemeinsame Rituale, für leises Dasein füreinander. Es geht nicht um große Gesten. Es geht um das Kleine, das Bleibende: eine Hand auf der Schulter, ein ehrlicher Satz, ein geteiltes Schweigen.

Du wirst erfahren, wie Nähe und Distanz in einer solchen Ausnahmesituation neu verhandelt werden wollen – und wie ihr dabei respektvoll, achtsam und liebevoll miteinander umgehen könnt. Du bekommst Impulse, wie Rituale Halt geben können, auch wenn alles andere unsicher ist. Und du wirst verstehen, warum Zusammenhalt nicht bedeutet, sich immer einig zu sein – sondern gemeinsam immer wieder neu Wege zueinander zu finden.

Deine Beziehung darf sich verändern. Sie darf neue Formen annehmen. Und sie darf auch Phasen haben, in denen es holprig ist.

Wichtig ist nicht, wie oft ihr strauchelt – sondern dass ihr den Wunsch habt, euch nicht zu verlieren.

Nähe und Distanz: Balance finden

Wenn dein Partner an Krebs erkrankt, verändert sich oft auch eure Nähe – manchmal schneller, als ihr selbst begreift. Was vorher selbstverständlich war – eine Umarmung, ein Kuss, ein zufälliges Streifen im Vorbeigehen – wird plötzlich zögerlicher. Vielleicht, weil dein Partner Schmerzen hat. Vielleicht, weil du selbst verunsichert bist. Vielleicht, weil sich durch Angst und Erschöpfung ein unsichtbarer Abstand zwischen euch gelegt hat.

Viele Menschen in deiner Situation erleben einen tiefen inneren Konflikt: Auf der einen Seite steht das Bedürfnis, nah zu sein, zu trösten, Geborgenheit zu geben. Auf der anderen Seite stehen Unsicherheit, Rückzug, Überforderung – und manchmal das Gefühl, dass jede Geste zu viel sein könnte. Und auch der kranke Partner erlebt diesen Zwiespalt: Er möchte Nähe zulassen, braucht aber oft gleichzeitig Raum zum Rückzug.

Diese Gegensätze sind normal – und sie müssen kein Problem sein, wenn ihr sie bewusst wahrnehmt und miteinander aushandelt.

- Veränderte Körperlichkeit – veränderte Kommunikation

Krebs bringt körperliche Veränderungen mit sich: Operationen, Narben, Gewichtsverlust, Übelkeit, Erschöpfung. Manche Patienten schämen sich für ihren veränderten Körper. Sie ziehen sich zurück, vermeiden Berührungen oder blocken Intimität ab – nicht aus fehlender Liebe, sondern aus Unsicherheit.

Auch du als Partner kannst verunsichert sein: Darf ich ihn berühren? Will sie überhaupt Nähe? Ist mein Bedürfnis nach Zärtlichkeit egoistisch?

Die Wahrheit ist: Es gibt kein Richtig und kein Falsch. Aber es gibt eure gemeinsame Wahrheit – und die findet ihr nur, wenn ihr offen darüber sprecht.

» Beispiel: Nähe zulassen – in kleinen Schritten

Ein Mann schrieb mir, dass er sich nach der Chemotherapie seiner Frau nicht mehr traute, sie in den Arm zu nehmen. „Sie war so schwach, so empfindlich, ich hatte Angst, ihr weh zu tun." Eines Abends fragte sie ihn ganz leise: „Warum berührst du mich nicht mehr?" – „Weil ich dich nicht verletzen will", antwortete er. – „Aber das tut mehr weh, als wenn du's versuchst."

Diese Geschichte zeigt, wie wichtig es ist, die Distanz nicht als Schutzmauer stehen zu lassen, sondern den Mut zu haben, sie behutsam zu hinterfragen.

- Balance bedeutet, Unterschiede anzuerkennen

Es wird Phasen geben, in denen dein Partner Nähe sucht – und du selbst erschöpft bist. Es wird Momente geben, in denen du ihn umarmen möchtest – und er sich abwendet. Das ist schmerzhaft, aber kein Zeichen von Entfremdung. Es ist Ausdruck davon, dass zwei Menschen in einer Ausnahmesituation mit ihren Kräften haushalten müssen.

Die Kunst liegt darin, diesen Unterschied nicht persönlich zu nehmen – sondern als Signal zu sehen: „Was brauchst du gerade? Was brauche ich?“

Nähe darf sich verändern. Sie darf leiser werden, zarter, reduzierter. Manchmal ist eine Hand auf dem Rücken mehr als ein Gespräch. Manchmal ist das gemeinsame Sitzen im Schweigen intimer als jede Umarmung.

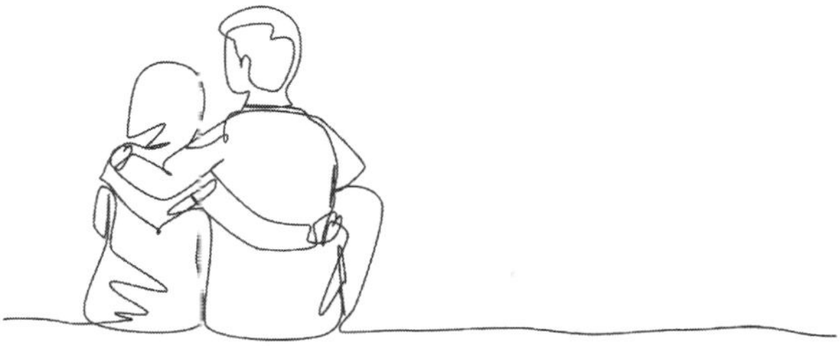

» *Strategie: Nähe und Distanz regelmäßig besprechen*

Gerade weil sich eure Bedürfnisse verändern, ist es hilfreich, regelmäßig bewusst danach zu fragen:

- „Wie fühlst du dich mit körperlicher Nähe im Moment?“
- „Gibt es etwas, das dir fehlt?“
- „Was tut dir gerade gut – und was nicht?“

Diese Gespräche müssen nicht lang sein. Aber sie schaffen Klarheit und verhindern Missverständnisse.

Auch du darfst deine Bedürfnisse benennen. Es ist kein Egoismus, wenn du Nähe suchst, Zärtlichkeit brauchst oder einfach mal gehalten werden möchtest. Du bist nicht nur der Starke an der Seite – du bist ein Mensch in einer Ausnahmesituation. Und du brauchst Verbindung ebenso wie dein Partner.

» Tipp: Neue Formen von Nähe entdecken

Wenn gewohnte körperliche Nähe nicht mehr möglich ist, könnt ihr neue Wege finden:

- Gemeinsames Hören von Musik
- Einander massieren (z.B. Hände oder Füße)
- Zusammen meditieren oder bewusst atmen
- Eine Wärmflasche teilen, während ihr schweigend im Bett liegt
- Liebesbriefe schreiben – gerade dann, wenn Sprechen schwerfällt

Nähe hat viele Formen. Und manchmal entfaltet sie ihre größte Kraft in der Stille.

» Übung: Nähe-Ritual etablieren

Schafft euch ein tägliches Ritual, das Nähe symbolisiert – ganz unabhängig von körperlicher Energie oder Tagesform. Das kann ein kurzer Satz am Morgen sein wie: „Ich bin da.“ Oder ein Abendgruß, ein Blick, ein Handzeichen.

Wichtig ist: Es gehört nur euch. Es ist euer Anker – selbst wenn die Welt außen tobt.

Nähe und Distanz sind kein Entweder-oder. Sie sind ein Pendel, das sich ständig bewegt – abhängig von Energie, Emotion, Vertrauen und Zeit. Wichtig ist, dass ihr euch erlaubt, dieses Pendel bewusst zu gestalten.

Ihr müsst nicht immer gleich fühlen. Aber ihr könnt euch immer wieder begegnen – in Respekt, in Achtsamkeit, im Mut zur Ehrlichkeit.

Denn echte Nähe bedeutet nicht, immer alles zu teilen. Sondern den anderen auch dann zu halten, wenn er gerade auf Abstand geht.

Gemeinsame Rituale entwickeln

In einer Zeit, in der so vieles ungewiss ist, können Rituale Halt geben. Sie sind kleine Anker im Strom der Ereignisse, stille Verabredungen mit dem Leben – und miteinander. Besonders in der Partnerschaft mit einem an Krebs erkrankten Menschen helfen Rituale, die Verbindung zu bewahren und Vertrautheit zu stärken.

Ein Ritual muss nichts Großes sein. Kein kompliziertes Programm, kein festes Regelwerk. Im Gegenteil: Je einfacher, je persönlicher, desto wirkungsvoller.

Vielleicht habt ihr schon vorher bestimmte Gewohnheiten gepflegt – das gemeinsame Frühstück am Wochenende, die Tasse Tee am Abend, ein kurzer Spaziergang nach der Arbeit. Vielleicht ist all das durch die Krankheit ins Wanken geraten. Und doch kann gerade jetzt die bewusste Entscheidung, ein neues kleines Ritual zu schaffen, neue Sicherheit schenken.

- Warum Rituale in Krisenzeiten so wichtig sind

Krebs bringt Unsicherheit. Termine, Therapiepläne, körperliche Veränderungen, emotionale Schwankungen – nichts scheint mehr planbar. In diesem Chaos geben Rituale Struktur. Sie schaffen Orientierung, selbst wenn die äußeren Umstände chaotisch sind.

Für dich als Partner bedeutet ein Ritual oft mehr als nur Gewohnheit. Es ist ein Moment des Innehaltens. Ein Zeichen: „Wir leben. Wir sind verbunden. Wir entscheiden selbst, was uns wichtig ist."

Rituale können die emotionale Nähe stärken, Vertrauen fördern und euch daran erinnern, dass ihr mehr seid als die Krankheit – nämlich ein Paar mit eigener Geschichte und eigener Sprache.

» *Beispiel: Ein Abendritual, das Verbindung schafft*

Ein Paar, das ich kennenlernen durfte, hatte ein einfaches Ritual entwickelt: Jeden Abend schrieben sie sich auf einen kleinen Zettel einen Satz – etwas Schönes, etwas Mutmachendes, manchmal auch einfach nur ein Emoji. Sie legten sich die Zettel ans Kopfkissen, ohne darüber zu reden. Es war ihre stille Art, sich gegenseitig zu zeigen: „Ich sehe dich. Ich bin da."

Auch an Tagen, an denen Gespräche zu viel waren oder die Erschöpfung groß, blieb dieses Zeichen bestehen. Und es trug sie durch viele schwere Wochen.

» *Welche Rituale passen zu euch?*

Es gibt keine pauschale Antwort – Rituale sind so individuell wie eure Beziehung. Entscheidend ist: Sie müssen sich gut anfühlen. Sie sollen verbinden, nicht belasten. Und sie dürfen sich im Laufe der Zeit verändern.

Hier einige Ideen:

- **Ein gemeinsamer Morgenmoment**: Ein kurzes „Guten Morgen"-Berühren, ein stiller Blick, ein Satz wie „Wir gehen diesen Tag gemeinsam."
- **Ein Wochenendritual**: Etwas, das auch bei wenig Energie möglich ist – z.B. gemeinsam Musik hören, ein bestimmtes Lieblingsessen bestellen, einen Film schauen.
- **Dankbarkeitsritual**: Abends eine Sache nennen, für die ihr heute dankbar wart – egal wie klein.

- **Körperliches Ritual**: Eine Umarmung vor dem Schlafengehen, eine kurze Handmassage, gemeinsames Eincremen nach der Dusche.
- **Berührungsfreies Ritual**: Für Tage mit Schmerzen oder Rückzug – ein bestimmter Klang, eine Handbewegung, ein Zeichen, das Nähe signalisiert.

» *Strategie: Rituale achtsam etablieren*

Wenn ihr ein neues Ritual einführen möchtet, sprich es offen an. Frag deinen Partner:

„Wäre es schön für dich, wenn wir etwas Gemeinsames hätten, das wir jeden Tag machen – ganz einfach, aber bewusst?"

Überlegt dann zusammen:

- Wann ist ein guter Zeitpunkt?
- Was ist realistisch – auch an schlechten Tagen?
- Was fühlt sich wie „wir" an?

Wichtig: Es geht nicht darum, etwas „durchzuziehen". Rituale dürfen auch mal ausfallen. Sie sollen keine Pflicht werden – sondern eine liebevolle Erinnerung an eure Verbindung.

» *Übung: Euer erstes gemeinsames Mini-Ritual*

Nimm dir heute Abend fünf Minuten mit deinem Partner. Setzt euch zusammen und überlegt: Was war heute ein Moment, der uns gutgetan hat? Vielleicht ein Lächeln, ein Händedruck, ein Satz.

Einigt euch darauf, diesen Moment morgen bewusst zu wiederholen – oder durch ein neues kleines Ritual zu ersetzen. Fangt einfach an. Spürt, was passiert. Und passt es an, wenn es nicht stimmig ist.

So beginnt oft etwas Großes – im ganz Kleinen.

Rituale sind wie Laternen am Wegesrand: Sie machen den nächsten Schritt leichter, heller, sicherer. Gerade in schweren Zeiten erinnern sie daran, dass ihr mehr seid als eure Sorgen.

Sie sagen still: „Hier ist etwas, das bleibt – auch wenn sich alles andere verändert."

Zusammenhalt statt Rückzug

Wenn eine schwere Krankheit wie Krebs in eine Partnerschaft tritt, ist Rückzug ein häufiges Muster – auf beiden Seiten. Der Erkrankte zieht sich zurück, weil ihm die Kraft fehlt, weil er nicht belasten will oder weil er selbst keine Worte findet für das, was in ihm passiert. Der Partner zieht sich zurück, weil er überfordert ist, sich machtlos fühlt oder glaubt, ohnehin nichts richtig machen zu können.

So kann es passieren, dass zwei Menschen, die sich lieben, auf einmal wie auf getrennten Inseln leben – jeder gefangen in seinen eigenen Gedanken, Sorgen und Ängsten. Und genau hier beginnt die Gefahr: Dass das Schweigen lauter wird als die Zuneigung.

Dass Missverständnisse wachsen, wo eigentlich Verständnis möglich wäre.

Doch so schwer es auch ist: Gerade in dieser Situation ist der Zusammenhalt wichtiger denn je. Nicht als perfektes Funktionieren, nicht als ständiges Nähe-Geben, sondern als bewusste Entscheidung: „Ich bleibe an deiner Seite – und ich erlaube mir, auch ich selbst zu bleiben.“

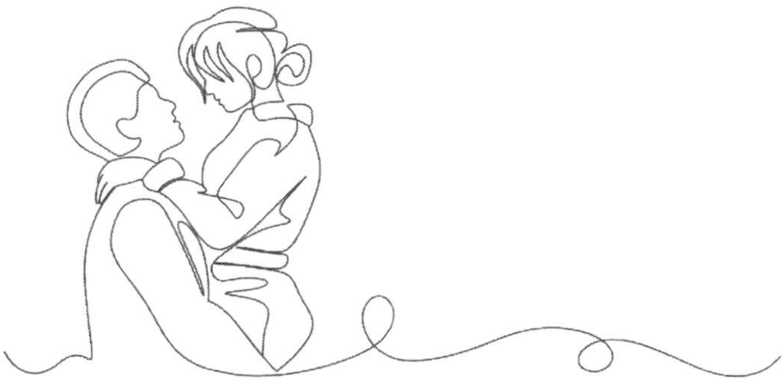

- Warum Rückzug so oft passiert – und was dahintersteckt

Rückzug ist oft ein unbewusster Schutzmechanismus. Dein Partner erlebt vielleicht eine Achterbahn aus Angst, Kontrollverlust, Hoffnung und Erschöpfung. Er hat keine Kraft, über Gefühle zu sprechen, keine Worte für das, was ihn innerlich bewegt.

Du selbst bist womöglich verunsichert: Wenn er nichts sagt – darf ich dann fragen? Wenn sie mich nicht braucht – bin ich dann überflüssig? Und so beginnt man, sich leise zurückzunehmen.

Nicht aus Gleichgültigkeit, sondern aus Rücksicht – oder aus Angst vor Ablehnung.

Doch der Rückzug führt meist nicht zur gewünschten Entlastung. Er schafft eher Unsicherheit, Einsamkeit und wachsende Distanz.

» Beispiel: Das stille Nebeneinander

Ein Mann berichtete mir, dass seine Frau sich im Verlauf ihrer Chemotherapie zunehmend zurückzog. Sie sprach kaum noch, lag oft allein im Schlafzimmer, lehnte Besuche ab. Er versuchte, nicht aufdringlich zu sein – und blieb still. Nach Wochen kam es zum Streit. Sie warf ihm vor, sich nicht mehr zu interessieren. Er war fassungslos. „Ich dachte, ich lasse ihr den Raum, den sie braucht."

Was fehlte, war ein klärendes Gespräch. Eine Nachfrage: „Willst du allein sein – oder brauchst du gerade Nähe und weißt nicht, wie du's sagen sollst?"

Oft liegt genau dort der Schlüssel: Nicht das Verhalten ist das Problem – sondern das ungesprochene Gefühl dahinter.

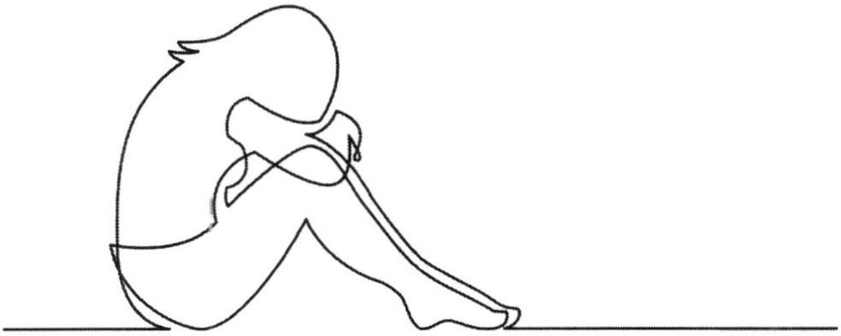

» *Strategie: Den Kontakt halten – auch in der Stille*

Zusammenhalt muss nicht laut sein. Du musst nicht rund um die Uhr präsent sein. Aber du kannst kleine Zeichen setzen, die sagen: „Ich bin da. Du bist nicht allein."

Hier einige Möglichkeiten:

- **Tägliches Einchecken**: Ein kurzer Satz wie: „Wie fühlst du dich heute?" – ohne Erwartung an eine lange Antwort.
- **Berührungsangebote**: Eine sanfte Berührung im Vorbeigehen, eine Hand, die kurz verweilt – ganz ohne Druck.
- **Raum geben – ohne sich zu entfernen**: „Ich ziehe mich kurz zurück, aber wenn du mich brauchst, bin ich gleich da."
- **Gefühle benennen**: „Ich merke, dass du dich zurückziehst. Ich will dich nicht drängen – aber ich bin da, wenn du möchtest."

Wichtig ist: Rückzug darf sein. Aber er sollte nicht zum Dauerzustand werden. Und er sollte nicht zu innerer Entfremdung führen.

» *Tipp: Gemeinsame Mikro-Momente schaffen*

Ihr müsst nicht täglich lange Gespräche führen oder intensive Paarzeit organisieren. Es reichen kleine Rituale der Verbindung:

- Zusammen fünf Minuten die Hand halten, ohne zu reden.
- Jeden Abend ein gemeinsamer Satz: „Was war heute schwer – und was war schön?"
- Eine gemeinsame Playlist mit Liedern, die euch verbinden.

- Ein Blick, ein Kuss, ein Danke – am Beginn oder Ende des Tages.

Diese Momente schaffen Bindung – auch dann, wenn Worte fehlen.

» Übung: Nähe trotz innerer Distanz

Nimm dir heute bewusst vor, deinem Partner ein Zeichen von Zusammenhalt zu geben – auch wenn die Situation angespannt ist. Das kann ein Zettel sein mit einem Satz wie:

„Ich weiß nicht, was du brauchst – aber ich bin da."

Oder eine kurze Nachricht: „Ich denke an dich. Ich bin in deiner Nähe."

Beobachte, wie sich dadurch etwas in dir verändert – und vielleicht auch bei deinem Partner.

Zusammenhalt bedeutet nicht, immer einer Meinung zu sein. Es bedeutet nicht, immer zu reden oder alles gemeinsam zu tragen. Zusammenhalt heißt: sich nicht verlieren – auch wenn man sich gerade nicht ganz nahe ist.

Es ist die stille Kraft, die durchträgt. Das Vertrauen: „Ich halte dich – und du darfst loslassen. Und wenn du fällst, fange ich dich auf."

Fazit zum Kapitel

Wenn Krankheit ins Leben tritt, verändert sich vieles – auch in eurer Partnerschaft. Vielleicht seid ihr euch in manchen Momenten näher als je zuvor. Vielleicht spürt ihr aber auch, wie sehr euch Angst, Erschöpfung oder Unsicherheit voneinander entfernen.

In diesem Kapitel hast du gesehen: Es geht nicht darum, immer stark, verständnisvoll oder harmonisch zu sein. Es geht darum, den Kontakt zueinander nicht zu verlieren – auch dann nicht, wenn es schwerfällt.

Du hast erfahren, wie wichtig es ist, Nähe und Distanz immer wieder neu auszubalancieren. Wie kleine Rituale Halt geben können – als Zeichen: „Wir sind noch wir." Und wie Zusammenhalt nicht bedeutet, alles gemeinsam zu tragen, sondern gemeinsam den Raum zu halten, in dem jeder sich mit seinen Gefühlen zeigen darf.

Deine Beziehung darf sich verändern. Sie darf stiller werden, zarter, langsamer. Und sie darf trotzdem kraftvoll sein – gerade weil ihr euch gegenseitig den Mut gebt, ehrlich zu sein.

Du musst nicht alles richtig machen. Es reicht, wenn du da bist. Wenn du hinhörst, nachfragst, dich zeigst. Auch mit deinen Zweifeln, deiner Unsicherheit, deiner Müdigkeit.

Denn wahre Liebe wächst nicht im Licht der Leichtigkeit – sondern im Schatten der Stürme. Und oft sind es gerade die schweren Zeiten, in denen die tiefste Verbindung entsteht.

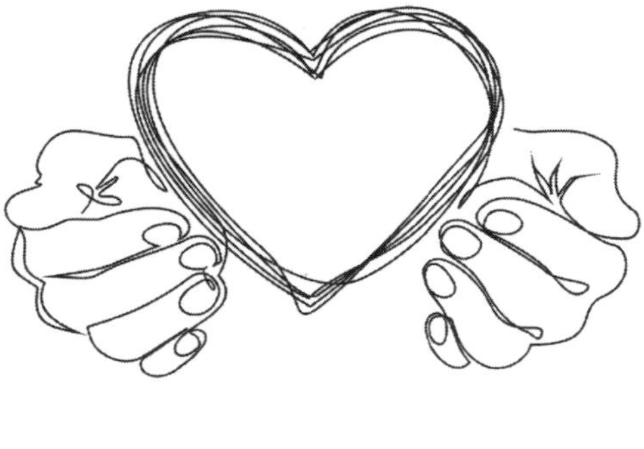

Teil 2: Praktische Unterstützung im Alltag

Nach dem ersten Schock, den schwierigen Gesprächen und der emotionalen Neuorientierung beginnt etwas, das auf den ersten Blick unspektakulär wirkt – aber für viele Angehörige zu einer der größten Herausforderungen wird: der Alltag mit Krebs.

Und genau darum geht es in diesem Teil. Um die vielen kleinen und großen Aufgaben, die dich Tag für Tag erwarten, wenn du einen geliebten Menschen durch die Krankheit begleitest. Um das Organisieren, das Mitdenken, das Dasein – oft im Hintergrund, oft still, aber mit enormer Kraft.

Du wirst schnell merken: Es ist nicht nur die Erkrankung selbst, die belastet, sondern die vielen logistischen und emotionalen Begleiterscheinungen im Alltag. Arzttermine wollen koordiniert, Medikamente beschafft, Unterlagen sortiert, Kinder versorgt, Mahlzeiten geplant und Nebenwirkungen abgefedert werden – und das alles am besten, ohne dabei die Beziehung, die eigenen Bedürfnisse oder den Humor zu verlieren.

Es ist ein Spagat zwischen „funktionieren müssen“ und „Mensch bleiben dürfen“. Zwischen Unterstützung und Selbstfürsorge. Zwischen Helfen und Aushalten.

In diesem Teil zeige ich dir, wie du diesen Alltag mit etwas mehr Leichtigkeit, Struktur und Mitgefühl gestalten kannst – für deinen Partner, aber auch für dich selbst.

- Was erwartet dich in diesem Teil?

Im ersten Kapitel erfährst du, wie du **die Organisation des Alltags neu gestalten** kannst, ohne dich dabei zu überfordern. Du bekommst konkrete Impulse, wie Aufgaben verteilt, Prioritäten gesetzt und Unterstützung von außen angenommen werden kann.

Im zweiten Kapitel geht es um **Ernährung, Bewegung und Pflege im Alltag** – nicht als starres Regelwerk, sondern als flexible Unterstützung, die euch stärkt, statt zusätzlichen Druck zu erzeugen. Du lernst, wie du deinen Partner sanft motivierst, ohne zu bevormunden, und wie du auch deine eigene Energie im Blick behältst.

Im dritten Kapitel schließlich widmen wir uns den **gemeinsamen Momenten im Alltag** – also jenen kleinen Lichtblicken, die euch als Paar verbinden, Kraft schenken und dafür sorgen, dass euer Leben nicht nur von der Krankheit bestimmt wird.

Denn ja: Krebs verändert vieles. Aber er muss nicht alles bestimmen. Gerade im Alltag liegt die Chance, Nähe zu bewahren, neue Routinen zu entdecken und das Leben – trotz allem – bewusst zu gestalten.

Kapitel 4: Alltag und Organisation neu gestalten

Die Diagnose ist da, die ersten Gespräche sind geführt, der Schock beginnt langsam zu weichen – und plötzlich stellt sich eine ganz praktische Frage: Wie organisieren wir jetzt unser Leben?

Denn die Realität ist oft fordernder als jede emotionale Auseinandersetzung: Termine müssen koordiniert, Fahrten zur Therapie geplant, Arztgespräche vorbereitet und neue Prioritäten gesetzt werden. Gleichzeitig läuft der Alltag weiter – mit Haushalt, Kindern, Beruf und all den Verpflichtungen, die nicht einfach pausieren, nur weil diese Krankheit da ist.

Gerade für dich als Partner oder Partnerin ist das eine enorme Herausforderung. Du willst helfen, unterstützen, entlasten – aber du merkst vielleicht schnell, dass deine Energie begrenzt ist. Und dass die beste Absicht allein nicht reicht, um den Tag zu stemmen.

In diesem Kapitel geht es darum, wie du praktische Strukturen schaffen kannst, die euch beide entlasten. Wie du Aufgaben aufteilen oder Hilfe annehmen kannst, ohne dich schlecht zu fühlen. Wie du den Überblick behältst, ohne dich zu verlieren. Und wie du inmitten all der Anforderungen auch kleine Atempausen für dich selbst einbauen kannst.

Du wirst Impulse finden, wie du Prioritäten setzt, mit Belastung besser umgehst und dich innerlich wie äußerlich besser organisierst. Denn du musst nicht alles allein schaffen. Aber du darfst lernen, den Alltag so zu gestalten, dass er euch trägt – und nicht überrollt.

Aufgabenverteilung anpassen

Wenn eine Krebserkrankung in eine Beziehung tritt, verschieben sich nicht nur emotionale Rollen, sondern auch die Aufgaben im Alltag. Plötzlich übernimmt einer mehr, weil der andere weniger kann. Gewohnte Abläufe geraten aus dem Gleichgewicht. Und oft entsteht ein unsichtbarer Druck: „Ich muss das jetzt alles schaffen."

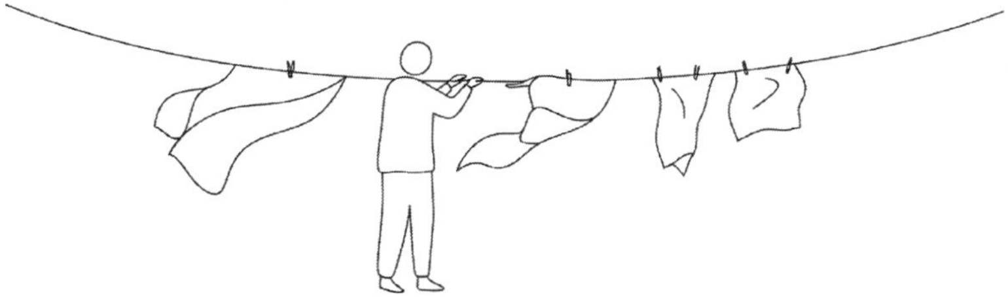

Gerade für dich als Partner oder Partnerin ist das eine neue Realität. Vielleicht war eure Aufgabenverteilung vorher gut eingespielt – jetzt musst du vieles neu organisieren: Termine, Einkäufe, Haushalt, Medikamente, Betreuung von Kindern oder Gespräche mit Versicherungen. Dabei wird schnell klar: Was vorher zwei Schultern getragen haben, lastet nun auf einer.

Doch so sehr du helfen willst – du bist kein Roboter. Deine Kräfte sind begrenzt. Und es ist weder egoistisch noch schwach, dir Hilfe zu holen oder Aufgaben abzugeben. Im Gegenteil: Es ist ein Akt der Fürsorge – für deinen Partner und für dich selbst.

- *Warum es so schwerfällt, Hilfe anzunehmen*

Viele Angehörige berichten, dass sie anfangs automatisch alles übernehmen. Sie wollen dem Erkrankten Ruhe verschaffen, Verantwortung abnehmen, Sicherheit geben. Und manchmal glauben sie sogar, dass sie alles allein schaffen müssen – weil niemand sonst es „richtig" machen kann.

Dazu kommt oft ein stiller Stolz: „Ich krieg das hin." Und eine Angst: „Wenn ich nicht alles im Griff habe, fällt alles auseinander."

Doch das Gegenteil ist der Fall: Wenn du versuchst, dauerhaft über deine Grenzen zu gehen, brichst du irgendwann zusammen – und dann fehlt genau der Mensch, der gebraucht wird. Deshalb ist es so wichtig, die Aufgaben im Alltag bewusst und offen zu reflektieren.

» *Beispiel: Alles allein machen – und ausbrennen*

Eine Leserin, die an einer LovelyBooks-Leserunde zu meinem Buch „Die Seele hilft heilen" teilgenommen hatte, schrieb mir, dass sie in den ersten Wochen nach der Diagnose ihres Mannes fast rund um die Uhr im Einsatz war. Sie kümmerte sich um Arzttermine, kochte spezielle Mahlzeiten, putzte, fuhr, organisierte, telefonierte – und versuchte gleichzeitig, ihre Arbeit nicht zu vernachlässigen. „Ich habe funktioniert. Und innerlich bin ich langsam zerbröckelt."

Erst als sie einmal für zwei Tage krank wurde, übernahmen ihre Schwester und eine Freundin spontan einige Aufgaben – und sie merkte, wie wohltuend diese Entlastung war. Seitdem hat sie einen wöchentlichen „Helferplan" für sich erstellt – mit festen Zeitfenstern, in denen andere übernehmen. Das war nicht nur für sie ein Geschenk, sondern auch für ihren Mann: „Er hat sich gefreut, dass ich wieder lächeln konnte."

» *Strategie: Aufgaben sichtbar machen und neu verteilen*

Ein erster Schritt zur Entlastung ist, dir selbst einen Überblick zu verschaffen: **Was mache ich eigentlich alles – bewusst oder unbewusst?**

Oft übernehmen wir Aufgaben „automatisch", ohne sie je klar benannt zu haben.

Setz dich hin, nimm ein Blatt Papier und teile es in drei Spalten:

- Was erledige ich gerade allein?
- Was könnte ich an andere abgeben – wenn ich es zulasse?
- Was kann mein Partner (noch) selbst übernehmen – mit oder ohne Hilfe?

Sei dabei ehrlich zu dir selbst. Es geht nicht um Kontrolle – sondern um Überblick. Nur so kannst du sinnvoll entlasten, bevor die Belastung dich krank macht.

» *Tipp: Hilfe aktiv einfordern – konkret statt vage*

Viele Angehörige hoffen, dass Freunde und Familie „schon von selbst merken“, wie sehr sie Hilfe brauchen. Doch das passiert selten. Wer helfen will, weiß oft nicht wie – und fragt nicht aus Angst, sich aufzudrängen.

Deshalb: **Werde konkret.**

- **Statt**: „Es ist gerade alles so viel.“

  lieber: „Könntest du nächsten Dienstag die Kinder vom Training abholen?“
- **Statt**: „Ich bin echt erschöpft.“

  lieber: „Hättest du Zeit, einmal pro Woche für uns mit einzukaufen?“

Du wirst überrascht sein, wie viele Menschen bereit sind zu helfen – wenn du sie einlädst, und nicht alles still in dich hineinträgst.

» *Übung: Dein persönlicher Entlastungsplan*

Nimm dir 15 Minuten Zeit. Schreib auf:

- Drei Dinge, die du aktuell regelmäßig machst – aber gerne abgeben würdest.
- Eine Person, die du konkret fragen könntest.
- Einen kleinen Schritt, mit dem du heute anfangen kannst (z. B. jemanden anrufen oder eine To-do-Liste mit deinem Partner teilen).

Hänge diese Liste sichtbar auf. Sie erinnert dich daran, dass Entlastung kein Zeichen von Schwäche ist – sondern von Verantwortung.

Du musst nicht alles alleine tragen. Und dein Partner erwartet das auch nicht. Oft ist es sogar ein Zeichen von Vertrauen, wenn du zeigst: „Ich brauche Unterstützung."

Aufgabenverteilung bedeutet nicht, dich zurückzuziehen – sondern dafür zu sorgen, dass du bleibst. Stabil, präsent, innerlich klar. Denn genau das macht dich zu einer echten Stütze im Alltag mit Krebs.

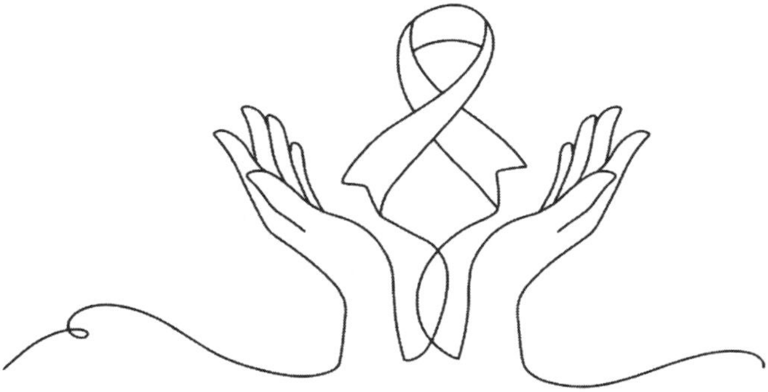

Hilfe von außen annehmen (Freunde, Nachbarn, Pflegedienste)

Viele Angehörige wollen stark sein. Sie tragen, sie organisieren, sie funktionieren – und denken dabei oft: „Ich muss das schaffen." Hilfe von außen anzunehmen fühlt sich in solchen Momenten schnell wie Schwäche an, wie Aufgeben oder gar wie Kontrollverlust. Doch das Gegenteil ist der Fall: Hilfe anzunehmen ist eine Form von Stärke. Es bedeutet, die eigenen Grenzen zu kennen und für sich selbst zu sorgen – damit man für den anderen da sein kann, **ohne selbst auszubrennen**.

Vielleicht hast du schon erlebt, dass dir jemand Unterstützung angeboten hat – und du hast abgelehnt, obwohl du sie gut hättest gebrauchen können. Vielleicht, weil du niemandem zur Last fallen wolltest. Oder weil du dachtest: „Bevor ich es erkläre, mache ich es lieber gleich selbst." Diese Haltung ist verständlich – und doch auf Dauer gefährlich. Denn sie führt oft dazu, dass sich Überlastung still aufbaut, bis sie sich irgendwann Bahn bricht.

» Beispiel: Hilfe verweigert – und dann doch dankbar

Ein Leser aus einer LovelyBooks-Runde schrieb mir, dass er zu Beginn der Krebstherapie seiner Frau sämtliche Hilfeangebote abgelehnt hatte. „Ich wollte niemandem Umstände machen. Ich hatte das Gefühl, ich müsste das alleine hinkriegen." Erst als er bei einem Termin völlig übermüdet und unkonzentriert war – und die Krankenschwester ihn direkt ansprach –, wurde ihm klar, dass er sich selbst vernachlässigt hatte.

Er bat seine Schwägerin, einmal pro Woche beim Kochen zu helfen. Dann kam ein Nachbar hinzu, der sich um kleinere Einkäufe kümmerte. Und ein Freund, der regelmäßig mit ihm spazieren ging. „Ich habe gemerkt, wie viel leichter alles wurde, als ich nicht mehr alles allein tragen musste. Es hat mir und meiner Frau gutgetan."

» *Wenn Helfen leichter fällt als Hilfe zuzulassen*

Hilfe anzunehmen bedeutet, sich verletzlich zu zeigen. Es bedeutet zuzugeben, dass du es gerade nicht alleine schaffst – und das kratzt bei vielen an ihrem Selbstbild. Auch alte Prägungen spielen eine Rolle: „Man muss stark sein." – „Nur wer hilft, ist wertvoll." – „Ich will nicht zur Last fallen."

Doch diese Sätze sind überholt. Sie verhindern oft, dass Menschen Unterstützung erhalten, die sie dringend bräuchten. Und sie tragen dazu bei, dass sich viele Angehörige in die Erschöpfung manövrieren – aus lauter Pflichtgefühl.

Deshalb: Es ist kein Zeichen von Schwäche, Hilfe anzunehmen. Es ist ein Akt von Selbstfürsorge und Weitsicht.

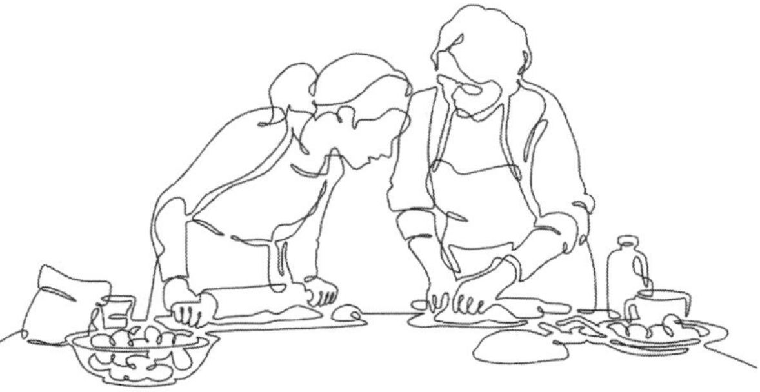

» *Strategie: Hilfe gezielt aktivieren*

Warte nicht, bis jemand fragt – viele warten selbst nur auf ein Signal von dir. Statt still zu hoffen, dass Hilfe kommt, darfst du aktiv werden.

1. **Erstelle eine Liste**: Was könnte dir konkret helfen? Z.B. Fahrdienste, Kinderbetreuung, Essensplanung, Hausarbeit, Begleitung zu Arztterminen, emotionale Entlastung (z. B. Gesprächspartner).
2. **Überlege, wer dafür geeignet wäre**: Freunde, Familie, Nachbarn, Kollegen, Selbsthilfegruppen, Ehrenamtliche, kirchliche oder soziale Einrichtungen.
3. **Formuliere deine Bitte konkret**: Je genauer, desto besser. Menschen helfen gern – wenn sie wissen, was gebraucht wird.

- **Statt**: „Ich komme gerade nicht mehr hinterher."

  lieber: „Könntest du am Donnerstagvormittag für uns einkaufen?"

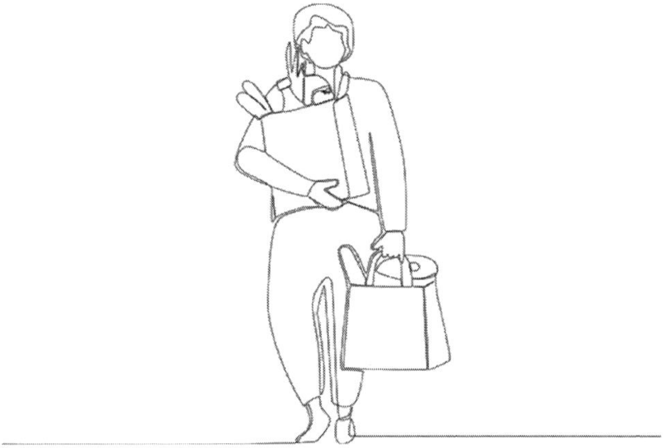

» *Tipp: Unterstützungsnetzwerke nutzen*

Scheue dich nicht, auch professionelle Hilfen in Anspruch zu nehmen. Es gibt viele Angebote – oft sogar kostenlos –, die dich entlasten können:

- Hospizdienste (nicht nur am Lebensende!)
- Psychoonkologische Beratungsstellen

- Familienunterstützende Dienste
- Nachbarschaftshilfen
- Pflegestützpunkte der Krankenkassen
- Online-Communities und Selbsthilfegruppen

Diese Stellen sind nicht für „andere“ da. Sie sind für dich da. Du darfst sie nutzen.

» *Übung: Die „Hilfe-für-mich“-Karte*

Gestalte eine kleine Karte (oder Notiz in deinem Handy) mit folgendem Satz:

„Ich darf Hilfe annehmen – nicht weil ich schwach bin, sondern weil ich wichtig bin.“

Lies diesen Satz jeden Morgen. Wiederhole ihn innerlich, wenn du merkst, dass du dich überforderst. Es ist ein kleiner Reminder, dich selbst nicht zu vergessen.

Hilfe anzunehmen ist kein Eingeständnis von Schwäche. Es ist ein Ausdruck von Verantwortung – für dich selbst, für deinen Partner, für eure Beziehung.

Du bist nicht weniger wert, wenn du Aufgaben teilst. Du bist **kraftvoller**, wenn du dich nicht überlastest. Und du bist ein **besserer Beistand**, wenn du selbst auf festem Boden stehst.

Notfall- und Planungslösungen

Krebs bringt nicht nur emotionale Unsicherheiten mit sich, sondern auch organisatorische Unwägbarkeiten. Termine werden kurzfristig verschoben, Nebenwirkungen treten unerwartet auf, plötzliche Erschöpfung macht vorherige Pläne zunichte. Der Alltag wird dadurch zu einer wackeligen Konstruktion – und jede Kleinigkeit, die dazukommt, kann das ganze System ins Wanken bringen.

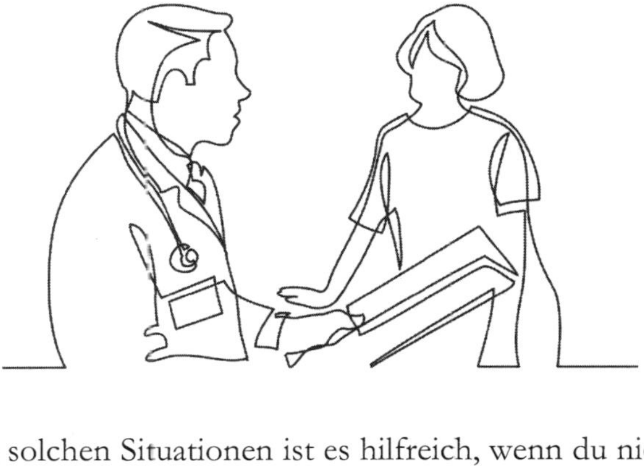

Gerade in solchen Situationen ist es hilfreich, wenn du nicht bei jedem Zwischenfall von Neuem improvisieren musst. Vorausschauende Planung und einfache Notfalllösungen können dir helfen, besser durch solche Tage zu kommen – mit weniger Stress, weniger Druck und mehr innerer Stabilität.

Planung klingt vielleicht erst einmal nach zusätzlicher Belastung. Aber in Wahrheit schafft sie Entlastung. Denn wer vorbereitet ist, gerät seltener in Panik – und hat Reserven, wenn es ernst wird.

» Beispiel: Als plötzlich alles gleichzeitig kam

Eine Leserin schrieb mir, dass sie an einem einzigen Tag ihre Mutter zur Bestrahlung bringen, ein Rezept abholen, mit dem Arzt telefonieren und gleichzeitig zur Arbeit erscheinen sollte. „Ich war vollkommen überfordert – und wütend auf mich selbst, weil ich wieder mal nichts vorher organisiert hatte."

Sie setzte sich noch am selben Abend hin und notierte sich für die nächsten Wochen: Wer kann im Notfall einspringen? Wer kennt sich mit der Situation aus? Wo sind alle wichtigen Unterlagen? Heute sagt sie: „Seitdem ich einen Notfallplan habe, fühle ich mich freier – auch wenn ich ihn nur selten brauche."

- *Was du planen kannst – auch wenn vieles unvorhersehbar ist*

Du kannst keine Garantie für einen reibungslosen Ablauf geben. Aber du kannst Voraussetzungen schaffen, die dir helfen, in Ausnahmesituationen schnell und ruhig zu handeln.

Ein paar konkrete Beispiele:

- **Kontaktliste für den Notfall**: Liste mit wichtigen Telefonnummern (z.B. Hausarzt, Onkologe, Apotheke, Vertretung, Angehörige, Nachbarn, Fahrdienste).

- **Medikamentenübersicht**: Aktuelle Medikamente mit Dosierung und Einnahmezeiten auf einen Blick (am besten ausgedruckt oder digital gespeichert).
- **Unterlagenmappe griffbereit**: Krankenversichertenkarte, Arztbriefe, Befunde, Allergiepass, Patientenverfügung – alles an einem festen Ort.
- **Kurze Notiz über den Zustand deines Partners**: Für Situationen, in denen du selbst zu aufgelöst bist oder jemand anderes einspringen muss.
- **Backup für den Alltag**: Wer kann im Notfall Kinder abholen, mit dem Hund rausgehen, einkaufen oder einfach nur da sein?

Diese kleinen Vorbereitungen können im Ernstfall den Unterschied machen – und dir das Gefühl geben: „Ich bin nicht hilflos."

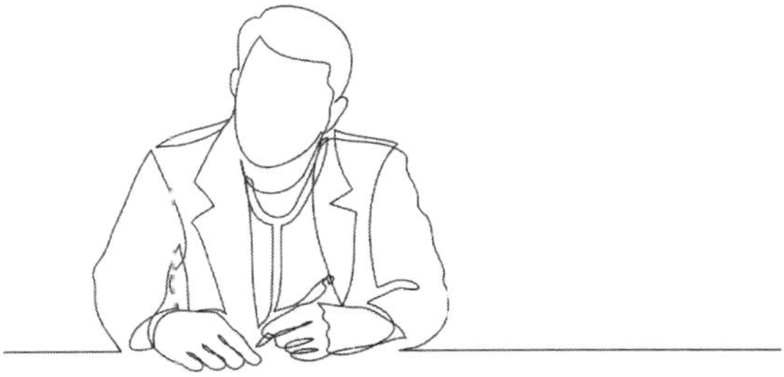

» *Strategie: Wochenplanung mit Flex-Zonen*

Neben Notfällen geht es auch um den ganz normalen Alltag, der durch Therapien und Unwägbarkeiten oft schwer planbar wird. Eine hilfreiche Methode ist die „Wochenplanung mit Flex-Zonen".

So funktioniert's:

- **Setze feste Ankerpunkte** für die wichtigsten Termine (z. B. Arztbesuche, Therapiezeiten, notwendige Besorgungen).

- **Blockiere bewusst Flex-Zeiträume**, in denen nichts geplant wird – damit Raum bleibt für Spontanes, Unerwartetes oder Erholung.
- **Plane eigene Auszeiten ein** – mindestens zweimal pro Woche. Auch wenn sie kurz sind: Sie geben dir Kraft.
- **Halte die Planung sichtbar fest** – z. B. auf einem Wandkalender, in einer App oder in einem gemeinsamen Familienplaner.

Du wirst sehen: Allein das Gefühl, **nicht immer alles im Kopf haben zu müssen**, verschafft dir Entlastung.

» Tipp: Sprich die Planung mit deinem Partner ab

Auch wenn du vieles organisierst, bezieh deinen Partner so weit wie es möglich ist mit ein. Frage z.B.:

- „Was wäre für dich hilfreich, wenn es dir plötzlich schlechter geht?"
- „Wollen wir eine Mappe oder einen Ordner für alles Wichtige anlegen?"

So gibst du nicht nur Struktur, sondern auch Sicherheit. Und dein Partner merkt: „Ich werde nicht überorganisiert – ich werde unterstützt."

» Übung: Dein persönlicher Notfallzettel

Nimm dir heute 10 Minuten Zeit und schreibe einen **Notfallzettel**. Darauf kommen:

- Drei Personen, die du im Notfall anrufen kannst
- Zwei Aufgaben, die du im Ernstfall sofort abgeben würdest

- Ein Satz, der dich in einer Krisensituation stabilisieren kann, z. B.:

  „Ich habe vorgesorgt. Ich bin nicht allein."

Hänge den Zettel sichtbar auf – oder bewahre ihn in deiner Tasche auf. Manchmal reicht schon sein bloßes Vorhandensein, um Ruhe einkehren zu lassen.

Du musst nicht jede Eventualität kontrollieren. Aber du kannst dich innerlich und praktisch auf sie vorbereiten. Planung bedeutet nicht, das Leben in den Griff zu bekommen – sondern dafür zu sorgen, dass du handlungsfähig bleibst, wenn es ernst wird.

Und manchmal ist ein kleiner Zettel in der Tasche genau das, was du brauchst, um dich zu erinnern: „Ich habe an mich gedacht – und das macht mich stark."

Fazit zum Kapitel

Der Alltag mit einer Krebserkrankung ist eine enorme Herausforderung – nicht nur für den Erkrankten, sondern auch für dich als Partner oder Partnerin. Zwischen Terminen, Sorgen, Erschöpfung und Verantwortung entsteht schnell ein Gefühl der Überforderung. Vielleicht hast du das Gefühl, alles im Griff haben zu müssen – und gleichzeitig, dich selbst zu verlieren.

In diesem Kapitel hast du erfahren, wie du Aufgaben bewusst neu verteilen kannst, anstatt alles allein zu tragen. Du hast gesehen, dass Hilfe annehmen kein Zeichen von Schwäche, sondern von Verantwortung ist – für dich selbst und für euren gemeinsamen

Weg. Und du hast konkrete Impulse bekommen, wie du mit einfachen Planungsstrategien mehr Ruhe, Struktur und Sicherheit in euren Alltag bringen kannst.

Nicht jeder Tag wird gelingen. Nicht jeder Plan wird aufgehen. Aber jeder Schritt in Richtung Entlastung ist ein Schritt in Richtung Stabilität – für euch beide.

Vergiss nicht: Du bist mehr als „der Organisierende“ oder „die Starke“. Du bist ein Mensch mit Gefühlen, Grenzen und Bedürfnissen. Und wenn du dir selbst Raum gibst, wächst auch deine Kraft, liebevoll für den anderen da zu sein.

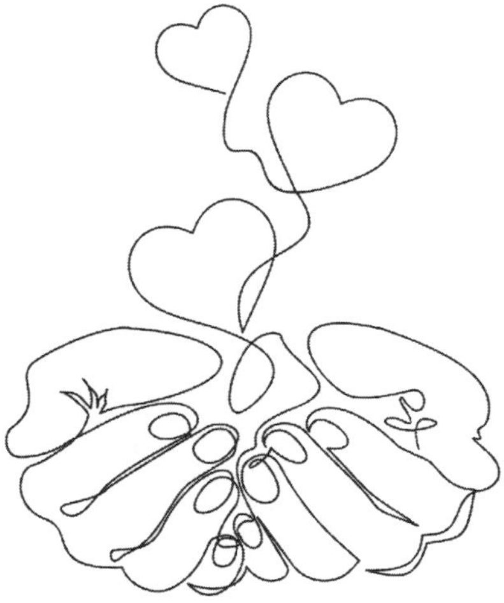

Kapitel 5: Ernährung, Bewegung und Pflege

Wenn dein Partner an Krebs erkrankt ist, geraten viele Lebensbereiche aus dem Gleichgewicht. Neben den medizinischen Herausforderungen rücken plötzlich ganz alltägliche Themen in den Mittelpunkt – Essen, körperliche Aktivität und Körperpflege. Dinge, die früher selbstverständlich waren, werden nun oft mühsam, belastend oder gar konfliktbeladen.

Vielleicht hat dein Partner kaum noch Appetit. Vielleicht reagiert er gereizt auf Gerüche oder auf deine liebevoll zubereiteten Mahlzeiten. Vielleicht fällt ihm jede Bewegung schwer. Oder dir fällt es schwer, mit körperlicher Nähe umzugehen, weil du Angst hast, etwas falsch zu machen.

Gerade im Alltag mit Krebs kommt es häufig zu einer Überforderung auf beiden Seiten – nicht nur emotional, sondern auch körperlich. Als Partner möchtest du helfen, unterstützen, motivieren. Aber wie kannst du das tun, ohne Druck auszuüben, ohne zu kontrollieren oder dich selbst dabei zu überfordern?

In diesem Kapitel geht es genau um diese Fragen. Du bekommst keine starren Ernährungspläne, kein Fitnesstraining und keine Checkliste zur perfekten Pflege – sondern praxisnahe Impulse, wie du all diese Themen im Alltag sanft begleiten kannst.

Es geht darum, wie du deinem Partner helfen kannst, wieder Lust am Essen zu finden – ohne zu drängen. Wie Bewegung nicht zur Belastung, sondern zur gemeinsamen Kraftquelle wird. Und wie du Pflege als etwas Würdevolles und Verbindendes gestalten kannst – nicht als Pflicht, sondern als liebevolle Aufmerksamkeit.

Vor allem aber geht es auch darum, dich selbst dabei nicht zu vergessen: Du darfst Grenzen setzen, dir Hilfe holen, Pausen machen. Denn: Nur wenn du körperlich und seelisch stabil bleibst, kannst du dauerhaft für jemand anderen da sein.

Ernährung unterstützen: Mitessen, mitkochen, motivieren

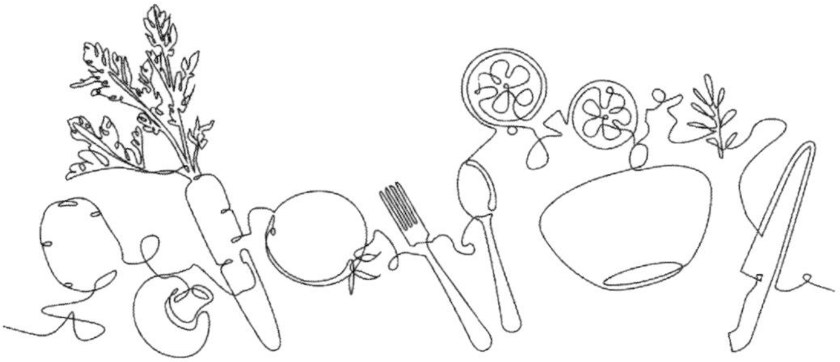

Essen ist mehr als Nahrungsaufnahme. Es ist Kultur, Verbindung, Gewohnheit, Genuss – und gerade in Beziehungen oft ein Ausdruck von Nähe. Doch wenn Krebs ins Leben tritt, verändert sich auch die Bedeutung von Essen. Appetitlosigkeit, Geschmacksveränderungen, Übelkeit, Erschöpfung oder schlicht die Angst vor dem nächsten Bissen machen aus einer alltäglichen Handlung plötzlich eine Belastungsprobe.

Als Partner möchtest du helfen. Vielleicht kochst du mit besonders viel Liebe. Vielleicht bereitest du Lieblingsgerichte zu. Und trotzdem bleibt der Teller halb voll. Oder dein Partner sagt ganz offen: „Ich kann gerade nichts essen.“ Und du fragst dich: „Was soll ich denn noch machen?“

Ich kenne diese Situation nur zu gut – aus eigener Erfahrung.

» Beispiel: Als das Essen plötzlich kein Genuss mehr war

Nach meiner eigenen Krebsdiagnose war das Thema Essen oft ein schwieriges. Ich war erschöpft, mir war übel, und vieles schmeckte einfach nicht mehr. Meine Frau hat unermüdlich gekocht, ausprobiert, angepasst. Sie wollte mir Gutes tun – und war irgendwann frustriert, weil ich immer öfter ablehnte oder nur ein paar Löffel schaffte.

Ich erinnere mich noch an einen Abend, an dem meine Frau mir mein früheres Lieblingsgericht gemacht hatte: Thunfischnudeln mit Tomaten. Ich hatte es früher geliebt – jetzt schaffte ich nach zwei Bissen nicht mehr. Ich sah ihren enttäuschten Blick und fühlte mich schlecht. Nicht nur körperlich, sondern auch emotional: Ich hatte das Gefühl, sie zurückzuweisen, obwohl ich sie gleichzeitig so sehr brauchte.

An diesem Abend sprachen wir offen darüber. Ich erklärte, wie schwer es für mich war, etwas abzulehnen, das mit so viel Liebe gemacht war. Und sie sagte mir, wie hilflos sie sich fühlte, wenn ich nichts aß – obwohl sie wusste, dass es nicht fehlender Wille war, sondern fehlende Kraft.

Dieses Gespräch hat uns beide entlastet. Seitdem war klar: Essen ist kein Maßstab für Liebe. Und Unterstützung heißt nicht, immer Lösungen zu haben – sondern präsent zu bleiben, auch wenn nichts „funktioniert".

» *Wie du Ernährung sinnvoll unterstützen kannst*

Nicht jeder kann oder will essen wie vor der Erkrankung. Und das muss er auch nicht. Wichtig ist: Der Essensalltag wird nicht zum emotionalen Minenfeld.

Hier ein paar Impulse:

- **Frage, statt anzubieten**: „Worauf hättest du gerade Lust?" ist oft hilfreicher als „Ich habe dir was gekocht."
- **Akzeptiere Ablehnung, ohne sie persönlich zu nehmen.**
- **Lass Raum für spontane Entscheidungen**: Was heute nicht geht, kann morgen schon wieder schmecken.
- **Biete kleine Portionen an – schön angerichtet, leicht bekömmlich**.
- **Esst gemeinsam, auch wenn ihr nicht dasselbe esst.** Die soziale Geste zählt oft mehr als das Gericht.

» *Strategie: Gemeinsames Mitessen neu definieren*

Vielleicht war das gemeinsame Abendessen früher ein festes Ritual. Jetzt ist es belastet – für dich, weil du dir Mühe gibst; für deinen Partner, weil er sich unter Druck fühlt.

Hier hilft: **das Miteinander neu definieren**. Vielleicht esst ihr zu unterschiedlichen Zeiten, aber trinkt gemeinsam einen Tee.

Vielleicht bereitest du ihm nur ein paar Löffel zu, sitzt aber trotzdem mit ihm am Tisch. Vielleicht macht ihr aus dem Essen ein kleines Spiel: Jeder bringt eine neue Zutat mit, die der andere probiert – ohne Erwartung.

Ernährung kann Verbindung bleiben – auch wenn sich Form und Inhalt verändern.

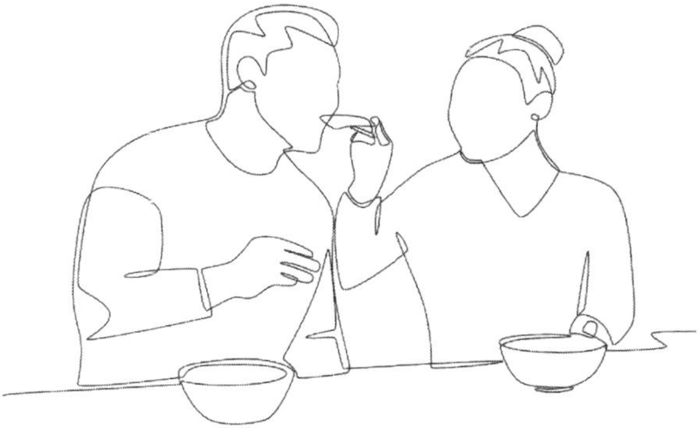

» Tipp: Kleine Impulse, große Wirkung

- Ein bunter Smoothie, liebevoll serviert
- Ein Eiswürfel aus Zitronensaft gegen Übelkeit
- Ein duftender Kräutertee als Geste
- Ein Spaziergang vor dem Essen, um Appetit zu fördern
- Musik beim Essen – zur Ablenkung und Entspannung

Du musst nicht „den Appetit zurückbringen". Du darfst einfach da sein. Geduldig. Zugewandt. Ohne Leistungsdruck.

» Übung: Dein persönlicher Entlastungssatz

Wenn du dich beim Thema Essen gestresst, enttäuscht oder hilflos fühlst, wiederhole innerlich folgenden Satz:

„Ich bin nicht verantwortlich dafür, dass er/sie isst – ich bin da, um liebevoll zu begleiten.“

Atme dabei tief ein und aus. Es entlastet – und schenkt Raum für neue Möglichkeiten.

Ernährung ist ein sensibles Thema – besonders in einer Situation, in der der Körper streikt, das Schlucken schmerzt, der Geschmack sich verändert und der Alltag voller Unsicherheiten ist.

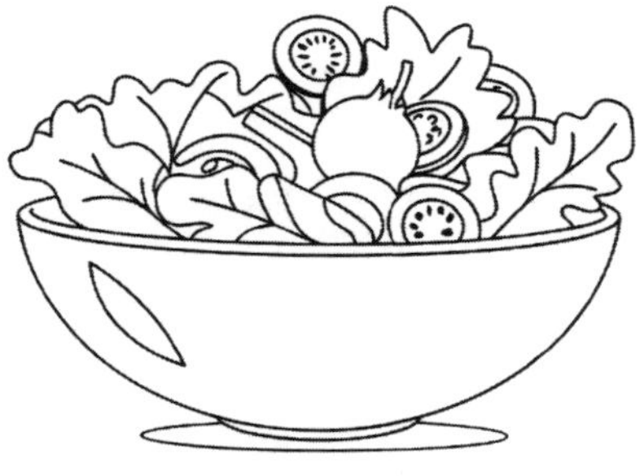

Aber du kannst diesen Bereich so gestalten, dass er nicht zu einer Belastung, sondern zu einer Quelle leiser Verbindung wird. Auch wenn der Teller leer bleibt: Deine Zuwendung ist spürbar.

Wenn du das Thema vertiefen möchtest, findest du in meinem Buch „Ernährung bei Krebs: Dein ganzheitlicher Weg zu Gesundheit und Wohlbefinden" viele konkrete Ideen, Hintergründe und sanfte Impulse, die euch beiden im Alltag helfen können – ohne Druck, aber mit viel Verständnis.

Bewegung als gemeinsame Aktivität

Wenn Krankheit ins Leben tritt, wird vieles schwerer. Auch Bewegung. Was früher selbstverständlich war – ein Spaziergang, eine kleine Radtour, ein paar Dehnübungen am Morgen – wird auf einmal zur Hürde. Der Körper streikt, die Kraft fehlt, die Motivation ist am Boden. Und trotzdem: Gerade in solchen Momenten kann Bewegung ein Schlüssel sein. Nicht als Leistung, sondern als sanfte Einladung, wieder in Verbindung zu kommen – mit dem eigenen Körper, mit dem Leben, und auch miteinander.

Vielleicht hast du schon gemerkt, dass dein Partner sich zurückzieht. Bewegung scheint sinnlos, anstrengend oder schlichtweg zu viel. Vielleicht hast du selbst den Impuls, ihn zu motivieren – aber auch Angst, ihn zu überfordern. Oder du bist müde von allem und fragst dich: „Wie soll ich auch noch für Bewegung sorgen?"

Ich kenne diese Fragen. Und ich kenne auch die Kraft, die in kleinen, gemeinsamen Schritten liegen kann.

» *Beispiel: Mein erster Spaziergang nach der Diagnose*

Nach meiner eigenen Diagnose fiel mir jeder Schritt schwer. Nicht nur körperlich – auch innerlich. Ich wollte niemanden sehen, nicht sprechen, nicht raus. Aber meine Frau schlug mir eines Tages einfach vor:

„Lass uns nur einmal ums Haus gehen. Ganz langsam. Wir reden nicht, wir gehen nur."

Ich weiß noch, dass ich erst zögerte – und dann mitging. Dieser zehnminütige Spaziergang wurde für mich zu einem Wendepunkt. Nicht, weil er sportlich bedeutsam war – sondern weil er mir das Gefühl gab: Ich bewege mich. Ich lebe. Ich bin nicht allein.

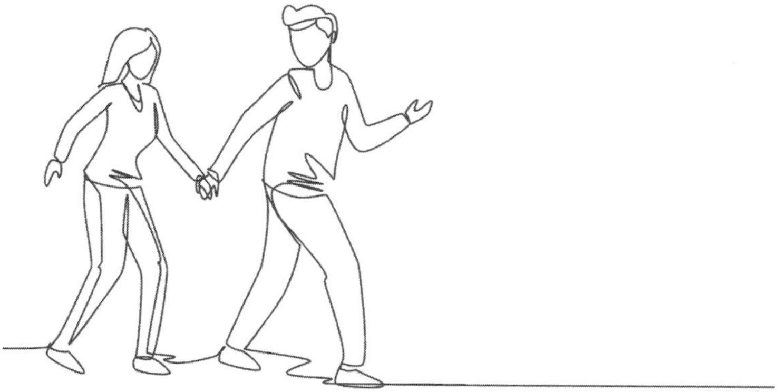

Aus dem einen Spaziergang wurde ein tägliches Ritual. Erst ums Haus, dann durch unsere Straße, später durch die ganze Gemeinde. Ich begann, vertraute Wege neu zu entdecken – in meinem Tempo, ohne Ziel, aber mit wachsendem Vertrauen in meinen Körper. Diese kleinen Runden gaben mir mehr Kraft als jede Mahlzeit.

Aus diesen ersten Schritten wurde schließlich ein Weg, der mich buchstäblich weitertrug – bis hin zu langen Wanderungen durch die Natur und irgendwann zum Extremwandern mit Strecken zwischen 50 und 80 Kilometern.

Aber begonnen hat alles mit einem leisen Schritt ums Haus. Vielleicht ist das auch für euch der Anfang.

» *Warum Bewegung so wertvoll ist – auch für dich*

Körperliche Aktivität unterstützt nicht nur den Heilungsverlauf – sie wirkt auch stimmungsaufhellend, durchblutungsfördernd und kräftigend. Und das gilt nicht nur für deinen Partner, sondern auch für dich.

Viele Angehörige geraten selbst in einen passiven Zustand: Sie fahren viel Auto, sitzen im Wartezimmer, stehen in der Küche oder am Krankenbett. Bewegung fällt dabei hinten runter – obwohl gerade sie helfen würde, **den eigenen Akku wieder aufzuladen.**

Deshalb: Wenn ihr euch gemeinsam bewegt, profitiert ihr beide. Es geht nicht darum, Sport zu machen – sondern bewusst in den Körper zurückzukehren.

» *Strategie: Bewegung gemeinsam (neu) entdecken*

- **Beginnt mit Mikro-Schritten:** Drei Minuten dehnen im Wohnzimmer, einmal ums Haus, zweimal Treppen steigen – das genügt als Anfang.
- **Nutzt vertraute Wege:** Der alte Spazierweg, der Garten, der Balkon – Orte, die Sicherheit vermitteln.

- **Bewegt euch synchron**: Gemeinsam atmen, gehen, strecken – in gleichem Rhythmus. Das schafft Verbindung.
- **Plant keine Ziele – sondern Momente**: Es geht nicht um Leistung, sondern um das Erleben.

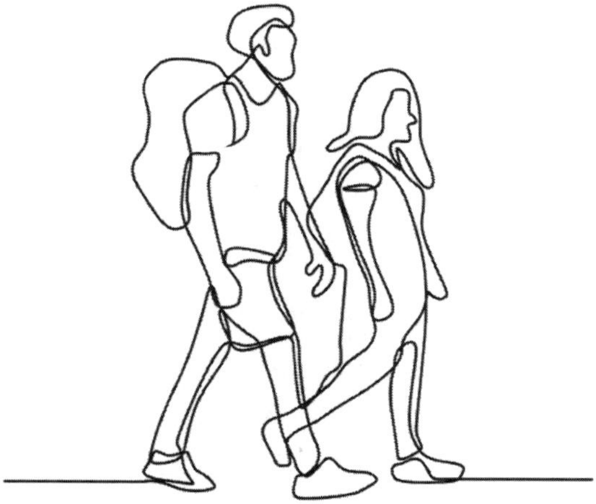

» *Tipp: Lieblingsorte aktivieren*

Erinnert euch gemeinsam an Orte, an denen ihr euch wohlgefühlt habt – sei es ein Park, ein kleiner Waldweg, eine Bank an der Isar, am Neckar, am Rhein oder einfach euer Lieblingsplatz am Küchentisch bei offenem Fenster.

Auch bei mir war es irgendwann nicht mehr der Spaziergang ums Haus, sondern der Weg zur Bank im Wald. Dort saßen wir, tranken etwas, schwiegen oder lachten. Für Außenstehende unbedeutend – für uns ein kleines Stück Normalität.

» *Übung: Die 5-Minuten-Verbindung*

Verabredet euch für heute oder morgen zu einem 5-Minuten-Moment der Bewegung. Egal, wie kurz, wie langsam oder wie unscheinbar. Es kann sein:

- Ein kurzer Spaziergang Hand in Hand
- Gemeinsam ein paar sanfte Dehnübungen auf dem Wohnzimmerteppich
- Musik an und gemeinsam im Takt schaukeln
- Einmal gemeinsam tief durchatmen und sich strecken

Danach setzt euch zusammen und fragt euch gegenseitig: „Wie hat sich das angefühlt?“ – nicht bewertend, sondern offen.

Bewegung ist nicht immer möglich. Aber wenn sie gelingt, wird sie zur stillen Quelle – von Kraft, von Nähe, von Leben. Es muss kein Trainingsplan sein. Es reicht oft schon, gemeinsam nicht stillzustehen.

Und wenn ihr dabei nur nebeneinander sitzt und euch bewegt – dann seid ihr schon weiter, als ihr dachtet.

Wenn du erfahren möchtest, wie Bewegung auch bei wenig Energie, Nebenwirkungen oder Angst vor Überforderung gelingen kann, findest du in meinem Buch „Diagnose Krebs – Mit Bewegung und Sport durch die Therapie“ viele sanfte Ansätze, alltagstaugliche Übungen und motivierende Impulse – für dich und für euch als Team.

Körperpflege mit Respekt und Liebe begleiten

Wenn du mit einem Menschen zusammenlebst, der an Krebs erkrankt ist, verändert sich vieles – auch der Umgang mit Nähe, Intimität und dem Körper des anderen. Besonders dann, wenn körperliche Schwäche, Schmerzen, Operationsnarben, Hautveränderungen oder Nebenwirkungen wie Inkontinenz oder starkes Schwitzen hinzukommen, wird das Thema Körperpflege oft heikel. Und genau deshalb ist es so wichtig, diesen Bereich nicht nur funktional, sondern auch achtsam und würdevoll zu gestalten.

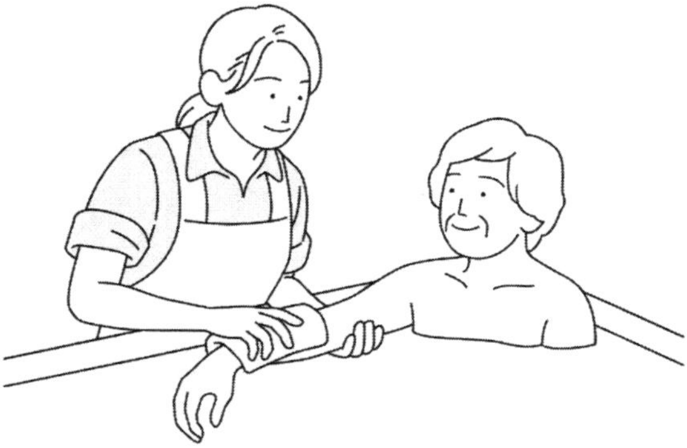

Vielleicht merkst du, dass dein Partner sich schämt. Oder er zieht sich zurück, weil er nicht möchte, dass du ihn „so“ siehst. Vielleicht empfindest du selbst Unsicherheit, willst helfen, weißt aber nicht, wie – und fühlst dich zwischen Zärtlichkeit, Fürsorge und Hilflosigkeit hin- und hergerissen.

In diesem Unterkapitel geht es darum, wie du Körperpflege als liebevolle Handlung gestalten kannst. Nicht als Pflicht, nicht als

Last – sondern als Zeichen von Nähe, Respekt und Würde. Und auch darum, wie du dabei deine eigenen Grenzen achtsam wahrnimmst, ohne Schuldgefühl.

» Beispiel: Nähe trotz Unsicherheit

Eine Leserin schrieb mir, dass sie sich anfangs davor fürchtete, ihrem Mann nach der Operation beim Duschen zu helfen. Nicht wegen der Wunde – sondern weil sie Angst hatte, ihn ungewollt zu entmündigen. Sie fragte ihn deshalb: „Was möchtest du, was darf ich tun, und wo brauchst du Abstand?"

Diese einfache Frage war für beide ein Türöffner. Ihr Mann antwortete ehrlich – mit Scham, aber auch mit Erleichterung. „Ich weiß, dass ich deine Hilfe brauche. Aber bitte: Sag mir vorher, was du tust. Ich will nicht überrascht werden." Aus dieser Vereinbarung wurde ein neues Miteinander: achtsam, respektvoll, nah.

- Respekt beginnt bei der Haltung

Körperpflege ist ein intimer Akt – egal, ob du nur beim Haarewaschen hilfst, beim Eincremen, beim Toilettengang oder beim Verbandswechsel. Deine Haltung dabei entscheidet, wie diese Situation erlebt wird:

- Als unangenehme Notwendigkeit?
- Als Übergriff?
- Oder als liebevoller Dienst?

Wenn du mit Ruhe, Zuwendung und klarer Kommunikation begleitest, kann sogar ein schwieriger Moment zu einem stillen Ausdruck von Geborgenheit werden.

» Strategie: Kommunikation als Schlüssel

- **Sprich vorher ab, was gewünscht und erlaubt ist.**
- **Frage, bevor du etwas tust – auch wenn du es für selbstverständlich hältst.**
- **Biete Hilfe an, aber dränge sie nicht auf.**
- **Lass deinen Partner mitentscheiden, wann und wie etwas geschieht.**

Auch kleine Gesten wie das gemeinsame Aussuchen eines Duschgels, ein weiches Handtuch, ruhige Musik im Hintergrund oder ein frisches T-Shirt nach dem Waschen können zeigen: „Ich sehe dich. Und ich achte dich."

» Tipp: Schaffe Pflege-Inseln statt Pflege-Pflicht

Nicht jede Pflegesituation muss durchgetaktet sein. Vielleicht gibt es Möglichkeiten, sie bewusst zu entschleunigen – und daraus kleine Rituale entstehen zu lassen:

- Ein Fußbad am Abend, ohne Eile
- Sanftes Einreiben mit einer Lieblingscreme, begleitet von ruhigem Gespräch
- Ein kleiner duftender Waschlappen nach einem belastenden Therapietag

Solche Pflege-Inseln schenken deinem Partner nicht nur körperliches Wohlbefinden – sondern auch das Gefühl, nicht reduziert zu werden auf seine Krankheit.

» *Übung: Eigene Grenzen erkennen und wahren*

Setz dich für ein paar Minuten still hin. Atme tief ein und aus. Stelle dir dann folgende Fragen – und beantworte sie ehrlich, nur für dich:

- Wo fällt mir Pflege leicht?
- Wo empfinde ich Überforderung oder Unbehagen?
- Was traue ich mir zu – und wo brauche ich Unterstützung?
- Was würde ich meinem besten Freund / meiner besten Freundin raten, wenn er oder sie in meiner Lage wäre?

Schreib deine Gedanken auf. Nicht als Urteil, sondern als liebevollen Blick auf dich selbst. Du bist nicht verpflichtet, alles zu tun. Aber du darfst liebevoll begleiten – **so weit es dir möglich ist**.

Körperpflege ist viel mehr als Sauberkeit. Sie ist Begegnung, Berührung, Beziehung. Wenn du diesen Raum mit Respekt füllst, entsteht daraus nicht nur Erleichterung für deinen Partner – sondern auch ein Moment von Nähe, Vertrauen und Würde.

Und wenn du dabei auch gut auf dich selbst achtest, wächst etwas ganz Kostbares: **eine Verbindung, die stärker ist als Angst oder Scham**.

Fazit zum Kapitel

Als Lebenspartner eines Menschen mit Krebs gerätst du oft in eine stille Doppelrolle: Du willst unterstützen, entlasten, Nähe schenken – und gleichzeitig spürst du, wie sehr dich der Alltag fordert. Gerade die scheinbar „einfachen" Dinge wie Essen, Bewegung oder Körperpflege werden plötzlich zu emotionalen Herausforderungen.

In diesem Kapitel hast du erfahren, wie du auf liebevolle Weise begleiten kannst – ohne Druck, ohne Kontrolle und ohne dich selbst zu verlieren. Ob beim gemeinsamen Essen, beim ersten langsamen Spaziergang oder beim achtsamen Berühren einer Narbe: Es geht nicht darum, alles perfekt zu machen, sondern darum, da zu sein – ehrlich, menschlich, präsent.

Du hast gesehen, dass du nicht für den Appetit deines Partners verantwortlich bist, aber für die Atmosphäre, in der Essen stattfinden kann. Dass Bewegung nicht in Kilometern gemessen werden muss, sondern in gemeinsamen Schritten. Und dass Körperpflege kein Tabu sein muss, sondern eine zärtliche Form der Fürsorge – wenn sie mit Respekt geschieht.

Vergiss dabei nicht: Auch du hast einen Körper, auch du brauchst Kraft. Achte auf dich. Baue kleine Rituale ein, die dir guttun. Und erinnere dich: Du musst nicht alles allein tragen – aber du darfst Teil einer liebevollen gemeinsamen Bewegung bleiben.

Kapitel 6: Gemeinsame Momente bewusst gestalten

Wenn der Alltag von Arztterminen, Therapien und Sorgen bestimmt wird, geraten die leisen, schönen Momente oft in den Hintergrund. Ihr seid vielleicht ständig im Tun – funktioniert, organisiert, begleitet – und merkt irgendwann: „Wir leben nebeneinander her, aber nicht mehr miteinander."

Gerade in einer Zeit, in der so vieles unsicher ist, braucht es bewusste Inseln der Nähe. Momente, die euch nicht an die Krankheit erinnern, sondern an das, was euch verbindet. Vielleicht habt ihr früher viel gelacht, gemeinsam gekocht, Musik gehört oder euch über Kleinigkeiten des Tages ausgetauscht – und jetzt fühlt es sich an, als sei diese Leichtigkeit verschwunden.

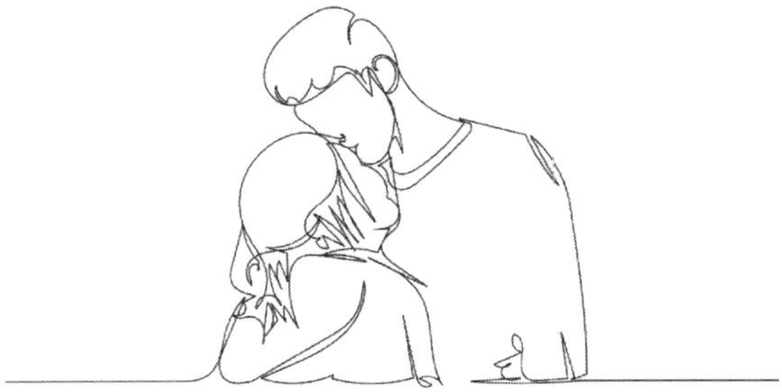

Aber sie ist nicht weg. Sie ist nur überdeckt – von Angst, Erschöpfung, innerem Rückzug. Und genau deshalb ist dieses Kapitel so wichtig: Es lädt dich ein, mit kleinen Schritten wieder Nähe zu schaffen. Nicht durch große Pläne, sondern durch echte Begegnung im Kleinen.

Du wirst sehen, dass Glück keine langen Reisen braucht. Manchmal reicht ein stiller Blick, ein gemeinsames Lied, ein neu entdecktes Spiel oder ein kurzer Spaziergang mit bewusstem Atemzug, um sich wieder nah zu fühlen.

Dieses Kapitel zeigt dir, wie ihr gemeinsam neue Wege finden könnt – zu zweit, auf eure Weise. Es geht darum, den Raum zwischen der Diagnose und dem Alltag wieder mit Leben zu füllen.

Wir sprechen über:

- kleine Glücksinseln, die sich in fast jeden Tag integrieren lassen,
- neue gemeinsame Hobbys, die Verbindung und Ablenkung schaffen,
- Kraftquellen, die ihr teilen und füreinander nutzbar machen könnt.

Denn selbst wenn ihr euch im Ausnahmezustand befindet: Es gibt immer kleine Türen, die euch wieder zueinander führen.

Kleine Glücksinseln im Alltag

Es sind nicht die großen Momente, die uns im Rückblick tragen – sondern die kleinen, scheinbar unspektakulären Augenblicke: eine gemeinsame Tasse Kaffee, ein Lachen mitten im Chaos, ein Sonnenstrahl auf der Haut. Gerade in einer Lebensphase, die von Krankheit, Sorge und Erschöpfung geprägt ist, verlieren wir oft den Blick für diese kleinen Lichtblicke.

Doch sie sind da. Und sie sind kraftvoll. Man muss sie nur wieder sehen lernen – und **Raum schaffen**, damit sie überhaupt geschehen können.

» *Beispiel: Als Glück plötzlich ganz anders aussah*

Am Rande einer Lesung erzählte mir eine Teilnehmerin, dass sie früher mit ihrem Mann stundenlange Ausflüge gemacht hatte – Wandern, Museen, Städte entdecken. Nach der Diagnose waren all diese Aktivitäten nicht mehr möglich. Anfangs trauerte sie diesen Erlebnissen sehr nach – bis ihr Mann sie eines Tages ansah und sagte:

„Weißt du, ich finde es gerade schön, wie du meine Hand beim Frühstück hältst. Ich brauche gar nicht mehr als das."

Sie begann, gezielt kleine Momente zu schaffen: ein schönes Tablett mit dem Frühstück ans Bett bringen. Musik beim Zähneputzen. Ein Licht auf dem Balkon am Abend. „Es war nicht das alte Leben – aber es war unseres. Und es war gut."

» *Was Glücksinsel wirklich bedeuten*

Glücksinseln sind keine Flucht aus der Realität. Sie sind Ankerpunkte, die euch helfen, im Hier und Jetzt Verbindung zu spüren – auch wenn der Rest des Tages herausfordernd ist.

Solche Momente…

- müssen **nicht lange dauern** – oft reichen fünf Minuten.
- brauchen **keine perfekte Stimmung**, sondern nur Offenheit.

- entstehen **nicht durch Planung**, sondern durch Aufmerksamkeit.
- sind **nicht immer laut oder fröhlich** – sie können auch leise, ruhig und zärtlich sein.

Was zählt, ist das Gefühl: Wir sind gerade hier. Zusammen. Und das ist gut.

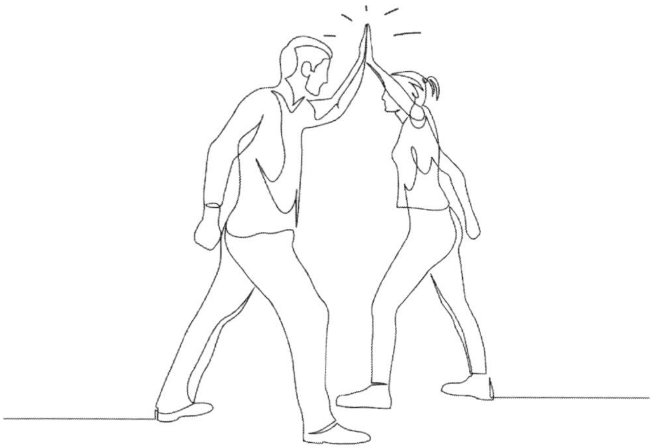

» Strategie: Glück bewusst einladen

Statt auf die große Gelegenheit zu warten, kannst du Glück einladen – mit kleinen Ideen, die sich in den Alltag einbauen lassen. Hier ein paar Vorschläge:

- **Der „Eine-gute-Sache“-Abend**: Jeder erzählt abends im Bett eine Sache, die ihn heute zum Lächeln gebracht hat.
- **Das Fünf-Minuten-Lächeln**: Setzt euch zusammen, stellt einen Timer und macht fünf Minuten lang nur schöne, alberne oder liebevolle Dinge: Musik an, Quatsch machen, sich umarmen, Fotos anschauen.

- **Der Dankbarkeits-Zettel**: Hängt in der Küche ein kleines Blatt Papier auf. Jeder darf jeden Tag etwas draufschreiben, wofür er dem anderen dankbar ist.
- **Ein Lieblingslied am Morgen**: Jeden Tag darf einer ein Lied aussuchen, das gemeinsam gehört wird – mit geschlossenen Augen oder bei einer Tasse Tee.
- **Der „Heute-nicht-über-Krebs"-Spaziergang**: Macht euch auf, selbst wenn es nur ums Haus ist – und sprecht für zehn Minuten über alles außer Krankheit.

Diese Mini-Rituale müssen nicht täglich stattfinden. Aber wenn ihr sie regelmäßig einbaut, geben sie Struktur, Freude – und vor allem Verbindung.

» Tipp: Setze auf das, was schon da ist

Du musst nicht neu erfinden, was euch Freude macht. Manchmal lohnt es sich, **an alte Rituale anzuknüpfen**:

- Was habt ihr früher gerne gemeinsam gemacht?
- Gibt es ein gemeinsames Hobby, das sich in kleinerer Form weiterführen lässt?
- Gibt es einen Witz, ein Lied, ein Gericht, das euch verbindet?

Manchmal reicht es, die Thunfischnudeln mit Tomaten auf den Tisch zu stellen – nicht, um sie zu essen, sondern um sich zu erinnern: *Das war unser Ding.* Und es ist immer noch da.

» Übung: Deine persönliche Glücksliste

Nimm dir heute Abend einen Moment Zeit – am besten mit deinem Partner gemeinsam – und notiere:

- Drei Dinge, die euch heute gutgetan haben
- Zwei Dinge, die ihr morgen ausprobieren möchtet
- Einen Moment, der euch besonders verbunden hat – egal wie klein

Hängt diese Liste an den Kühlschrank oder legt sie ins Nachtkästchen. Es geht nicht darum, sie abzuarbeiten. Es geht darum, das Leben nicht aus dem Blick zu verlieren.

Glück entsteht nicht dadurch, dass alles gut ist. Es entsteht dadurch, dass wir kleine gute Momente wahrnehmen, auch wenn gerade vieles schwer ist.

Und genau diese Momente – unscheinbar, kurz, flüchtig – können zu dem werden, woran ihr euch später erinnert. Nicht als das Ende der Leichtigkeit, sondern als ihr stilles Fortbestehen – mitten im Sturm.

Neue gemeinsame Hobbys entdecken

Wenn das Leben durch eine Krebsdiagnose aus der Bahn gerät, fühlt sich vieles an wie ein Verlust. Der Verlust von Alltag, von Selbstverständlichkeit, von Energie – und manchmal auch von den Aktivitäten, die euch früher verbunden haben. Vielleicht ist das Wandern nicht mehr möglich, das Tanzen zu anstrengend, das gemeinsame Reisen zu ungewiss.

Aber jeder Verlust trägt auch die Chance in sich, etwas Neues zu entdecken. Etwas, das vielleicht kleiner, stiller oder langsamer ist – aber euch trotzdem wieder verbindet. Ein neues gemeinsames Hobby kann genau das sein: eine Brücke zurück zum Wir-Gefühl.

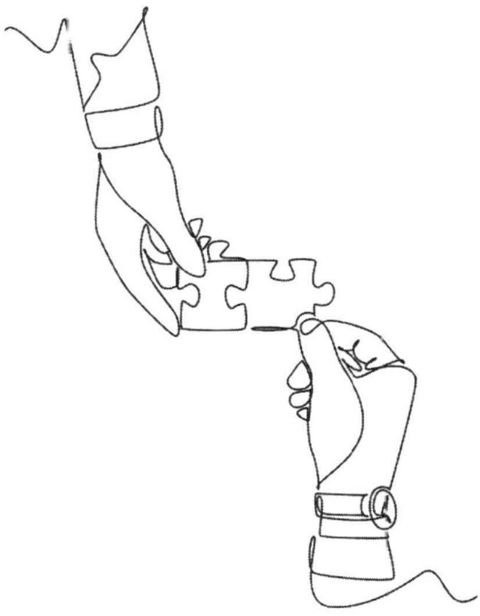

» Beispiel: Der Klang der Nähe

Ein Leser schrieb mir, dass er und seine Frau früher viel auf Reisen waren. Nach ihrer Diagnose hatten sie Angst, dass ihnen all das, was sie verbunden hatte, verloren ging. Eines Abends – sie war zu müde für einen Spaziergang, er zu leer für ein Gespräch – suchten sie gemeinsam nach alten Liedern auf YouTube, die sie früher gehört hatten.

„Plötzlich waren wir wieder wir. Nicht als Patientenpaar, sondern als jung Verliebte mit Musikgeschmack."

Ich kann das gut nachempfinden. Nach meiner eigenen Diagnose war Reisen für uns nicht möglich – körperlich, organisatorisch und emotional. Aber wir fanden eine andere Art, uns das Gefühl von Freiheit zurückzuholen: Wir „reisten" virtuell – mit Google Earth und den 360-Grad-Touren von Street View. Vor allem unsere früheren Aufenthalte auf Ibiza haben wir so immer wieder besucht. Wir „gingen" gemeinsam durch die Altstadt von Eivissa, blickten vom Bildschirm aus aufs Meer oder spazierten digital zum Sonnenuntergang am Torre des Savinar.

Es war nicht das echte Reisen – aber es war echte Erinnerung, echtes Miteinander, echtes Lächeln.

» Warum neue Hobbys gerade jetzt wichtig sind

Ein gemeinsames Hobby kann:

- euren Alltag strukturieren,

- Gespräche abseits der Krankheit fördern,
- kleine Erfolgserlebnisse schenken,
- euch in Bewegung oder Austausch bringen,
- das Gefühl zurückgeben, dass ihr mehr seid als nur „Patient und Angehörige:r".

Dabei geht es nicht darum, etwas Großes aufzubauen – sondern etwas Gemeinsames zu beginnen.

» Strategie: Das Neue mit dem Vertrauten verbinden

Ihr müsst nicht ganz von vorn anfangen. Oft hilft es, **aus bestehenden Interessen etwas Neues zu machen**, das zum aktuellen Alltag passt:

- Ihr habt früher viel gekocht? → Vielleicht probiert ihr gemeinsam neue, einfache Rezepte aus.
- Ihr wart gerne draußen? → Vielleicht pflanzt ihr zusammen ein paar Blumen auf dem Balkon oder pflegt einen Kräutertopf.
- Ihr habt gerne gebastelt? → Vielleicht entsteht ein kleines Fotobuch über eure gemeinsame Geschichte.
- Ihr habt Bücher geliebt? → Vielleicht lest ihr euch gegenseitig vor – auch zehn Minuten genügen.

Wenn du selbst wieder Spaß an etwas findest, wirkt sich das auch auf deinen Partner aus – und umgekehrt.

» *Tipp: Die „Neugier-Zeit" einführen*

Probiert gemeinsam folgendes aus:

Legt einmal in der Woche 30 Minuten fest, in denen ihr **etwas Neues ausprobiert**. Das kann sein:

- eine Dokumentation zu einem interessanten Thema
- ein einfacher Yoga-Flow auf YouTube
- ein Puzzlestück, das man gemeinsam legt
- ein kleines „Wörter-Raten"-Spiel
- eine Atemübung oder Fantasiereise
- ein Spaziergang mit „Was siehst du?"-Spiel (abwechselnd Dinge beobachten)

Wichtig: Kein Zwang, kein Ziel – nur der Versuch, **Neugier und Leichtigkeit** wieder Raum zu geben.

» *Übung: Euer „Vielleicht"-Zettel*

Setzt euch zusammen und macht eine Liste mit 5–10 Dingen, die ihr vielleicht gerne einmal ausprobieren würdet – ohne Verpflichtung, nur als Sammlung von Ideen. Überschreibt sie mit:

„Was uns vielleicht gut tun würde."

Beispielideen:

- Gemeinsam ein neues Gericht kochen
- Einen Podcast hören und danach darüber sprechen

- Ein kreatives Projekt starten (z. B. Mandalas malen, Collage, Origami)
- Gemeinsam ein Tagebuch führen: Ein Satz pro Tag
- Alte Urlaubsfotos durchsehen und ein Fotoalbum gestalten

Legt den Zettel gut sichtbar ab – als Erinnerung daran, dass in jedem Tag die Chance für **etwas Neues** steckt.

Gemeinsame Hobbys sind keine Pflichtveranstaltung – sie sind Einladungen. Einladungen, euch selbst und den anderen in einem neuen Licht zu sehen. Ohne Krankheitsstempel, ohne Leistungsanspruch, ohne große Pläne.

Nur mit Zeit, Offenheit und dem Mut, zu sagen: „Wollen wir mal was Neues probieren?"

Und manchmal liegt genau in diesem Ausprobieren die zärtlichste Form von Nähe.

Kraftquellen finden und teilen

Krebs stellt alles infrage. Pläne, Sicherheit, Routinen – und oft auch das eigene innere Gleichgewicht. Als Partner wirst du nicht nur mit Sorgen, Schmerzen und Therapien konfrontiert, sondern auch mit deiner eigenen Erschöpfung. Es ist, als würdest du ständig „funktionieren müssen" – stark sein, präsent bleiben, Hoffnung geben. Und dabei still aushalten, dass dir selbst die Energie ausgeht.

Deshalb ist es so wichtig, bewusst nach dem zu suchen, **was dir Kraft** gibt. Und noch wichtiger: diese Kraftquellen nicht nur für dich zu finden, sondern sie **auch mit deinem Partner zu teilen**. Denn wenn ihr euch gegenseitig zeigt, was euch stärkt, entsteht Verbindung – und gegenseitige Unterstützung auf einer ganz neuen Ebene.

» *Beispiel: Zwei unterschiedliche Wege zur Kraft*

Eine Leserin berichtete mir, dass sie Kraft aus dem Morgenspaziergang mit dem Hund zog – während ihr Mann morgens nicht aus dem Bett kam und lieber Hörbücher hörte, um sich abzulenken. Anfangs fühlte sie sich schuldig, wenn sie alleine ging. Doch irgendwann sprach sie es offen an. Er sagte nur: „Ich freue mich, wenn du das für dich machst – und wenn du dann mit einem Lächeln zurückkommst."

Seitdem erzählten sie sich nach dem Spaziergang jeweils, was sie gehört oder gesehen hatten. Es wurde zu einem kleinen täglichen Austausch – **getrennte Kraftquellen, aber gemeinsames Teilen**.

» *Was sind Kraftquellen überhaupt?*

Kraftquellen sind persönliche Anker. Sie helfen dir, den Tag zu überstehen – oder sogar zu gestalten. Sie können körperlich, geistig, emotional oder spirituell sein. Zum Beispiel:

- Ein bestimmter Ort, der dich beruhigt
- Ein Ritual am Morgen oder Abend
- Musik, die dich trägt
- Ein Mensch, der dich versteht

- Etwas Kreatives: Schreiben, Malen, Gärtnern
- Eine kleine Bewegungseinheit
- Stille, Meditation, Gebet
- Etwas, das dich an dein früheres, gesundes Leben erinnert

Kraftquellen sind so individuell wie du selbst. Und sie dürfen sich verändern – mit dem Tag, der Situation, dem Energielevel.

» *Strategie: Kraftquellen sichtbar machen*

Nimm dir einen Moment Zeit – und schreib für dich auf:

- Was gibt mir Kraft?
- Wann spüre ich Ruhe?
- Was tut mir gut, auch wenn es nur kurz ist?
- Was hat mir früher Kraft gegeben – und könnte heute wieder helfen?

Mach dasselbe (wenn möglich) auch gemeinsam mit deinem Partner. Jeder für sich – und dann tauscht ihr euch aus. Ihr müsst nicht alles gemeinsam tun. Aber wenn ihr voneinander wisst, was stärkt, könnt ihr euch auch darin gegenseitig unterstützen.

» *Mein Beispiel: Kraft aus der Natur – auch ohne Weite*

In der aktiven Therapiezeit waren meine Kraftreserven oft bei null. Spaziergänge in der Natur – das, was mir sonst immer gutgetan hatte – waren zuerst sehr mühsam. Aber ich suchte mir Alternativen: Kräutertöpfe mit frischer Minze, Basilikum und Rosmarin am Fenster. Die Aussicht vom Balkon.

Ich merkte: Ich muss nicht weit gehen, um etwas Grünes zu sehen. Ich muss nicht stark sein, um zu atmen.

Meine Kraftquelle war die Natur – im Kleinen. Und später wurde daraus etwas Größeres: Bewegung, Wandern, Weite. Aber begonnen hat es mit einem kleinen Kräutergarten am Fenster.

Vielleicht ist auch deine Kraftquelle schon da – nur kleiner als du denkst.

» Tipp: Gemeinsames Kraft-Ritual

Wählt eine Zeit am Tag – vielleicht abends im Bett oder morgens beim Zähneputzen – und stellt euch gegenseitig eine einfache Frage:

„Was hat dir heute gutgetan?“

Oder:

„Worauf freust du dich morgen – auch wenn's nur klein ist?“

Diese kleinen Fragen öffnen Räume. Für Verbindung. Für Bewusstsein. Für gegenseitige Anerkennung.

» Übung: Dein persönlicher Kraftort

Schließ die Augen. Stell dir einen Ort vor, an dem du dich sicher und ruhig fühlst. Vielleicht ein realer Ort – vielleicht ein Fantasieplatz. Atme tief ein und aus. Spüre: Was ist dort? Welche Geräusche hörst du? Wie fühlt es sich an, dort zu sein?

Wenn du willst, teile diesen Kraftort mit deinem Partner. Vielleicht macht ihr gemeinsam eine kleine Fantasiereise dorthin – als tägliches Abendritual. **Ihr müsst dafür nirgendwohin fahren.** Eure Kraft liegt oft näher als gedacht.

Kraft ist nichts, das man einfach „haben" muss. Sie entsteht. Sie wächst. Und sie darf auch schwinden. Wichtig ist nur, dass du weißt, wo du sie finden kannst – und dass ihr euch gegenseitig erinnert, wenn der andere es vergessen hat.

Denn wenn zwei Menschen ihre Kraftquellen miteinander teilen, entsteht etwas, das weit über die einzelne Stärke hinausgeht: **gemeinsame Resilienz**.

Fazit zum Kapitel

Wenn das Leben durch eine Krebsdiagnose aus dem Takt gerät, braucht es umso mehr bewusste Schritte zurück zur Verbindung. Nicht zurück in die Vergangenheit – sondern hinein in ein neues, achtsames Miteinander. Du hast in diesem Kapitel gesehen: Es müssen nicht die großen Erlebnisse sein, die Nähe schaffen. Es sind die kleinen, oft unscheinbaren Momente, die tragen.

Ein gemeinsames Lied, ein Ritual beim Frühstück, ein Kartenspiel oder ein stilles Lächeln auf dem Balkon – all das kann zu einer **kleinen Glücksinsel** werden. Und wenn du bereit bist, dich auf neue gemeinsame Hobbys einzulassen, zeigt sich oft, dass Leichtigkeit auch im Ernst wieder einen Platz finden darf. Vielleicht anders als früher – aber nicht weniger wertvoll.

Du hast auch erfahren, wie wichtig es ist, deine eigenen Kraftquellen zu entdecken – und sie mit deinem Partner zu teilen. Denn Nähe bedeutet nicht, alles gemeinsam zu fühlen oder alles gleich zu machen. Nähe entsteht, wenn zwei Menschen einander Raum geben – für das, was ihnen guttut.

Manchmal beginnt Verbindung in einem Kräutertopf am Fenster. Oder auf einem virtuellen Spaziergang durch Ibiza. Oder in fünf Minuten, in denen ihr einfach nur da seid – nebeneinander, miteinander, lebendig.

Halte solche Momente fest. Nicht krampfhaft – sondern mit offenem Herzen. Sie sind der Boden, auf dem eure Beziehung weiter wachsen kann. Auch mitten in der Krise.

Teil 3: Selbstfürsorge für dich als Partner

- *Warum du dich nicht verlieren darfst.*

Vielleicht kennst du diesen Gedanken: „Ich muss jetzt stark sein – für ihn. Für sie. Für uns."

Und du bist es. Du kümmerst dich, organisierst, tröstest, begleitest. Du funktionierst – oft besser, als du selbst für möglich gehalten hättest. Aber irgendwann merkst du: **Du bist erschöpft. Leer. Überfordert**. Und vielleicht auch wütend, traurig, hilflos – ohne zu wissen, wohin mit all dem.

Genau deshalb ist dieser Teil des Buches dir gewidmet.

Nur dir.

Denn auch wenn sich vieles um die erkrankte Person dreht – du bist genauso Teil dieses Weges. Und du hast das Recht, dich um dich selbst zu kümmern. Nicht als Luxus, nicht als egoistischer Rückzug – sondern als notwendige Grundlage, um überhaupt helfen zu können.

Ich erinnere mich noch gut an meine eigene Zeit während der Krebstherapie. Wie sehr ich auf die Stärke meiner Frau angewiesen war. Und wie oft ich vergessen habe, wie viel das für sie bedeutete

– innerlich. Es war nicht ihre Krankheit. Aber sie war mittendrin. Emotional, körperlich, seelisch.

Und irgendwann sagte sie: „Ich kann nicht mehr. Ich weiß gar nicht mehr, wer ich bin."

Das war für uns beide ein Schlüsselmoment: **Selbstfürsorge ist keine Pause von der Liebe – sie ist ein Ausdruck davon**.

In den nächsten Kapiteln wirst du erfahren:

- wie du **eigene Grenzen erkennen und wahren** kannst, ohne dich schuldig zu fühlen
- wie du lernst, **mit emotionaler Belastung umzugehen**, statt dich in ihr zu verlieren
- wie du deine **Resilienz stärken** kannst, um nicht nur durchzuhalten – sondern innerlich zu wachsen

Du wirst Übungen finden, Beispiele, konkrete Ideen – aber vor allem die Einladung, **dich selbst wieder zu spüren**.

Denn du bist nicht nur der starke Fels für deinen Partner. Du bist auch Mensch. Mit Ängsten, Sehnsucht, Bedürfnissen – und dem Recht, dich selbst wichtig zu nehmen.

Kapitel 7: Eigene Grenzen erkennen und wahren

- Damit du nicht ausbrennst, während du gibst

Du willst für deinen Partner da sein. Du möchtest stark wirken, zuverlässig sein, Halt geben. Und wahrscheinlich hast du in den letzten Wochen oder Monaten mehr geleistet, als du dir je zugetraut hättest. Aber irgendwann spürst du vielleicht: **Etwas in dir geht verloren.**

Dieses Kapitel dreht sich genau um diesen Punkt: **Wo endet Fürsorge – und wo beginnt Selbstaufgabe?**

Viele Lebenspartner berichten mir, dass sie gar nicht gemerkt haben, wie sie sich selbst immer weiter zurückgestellt haben. Sie wollten alles richtig machen – und haben sich dabei Stück für Stück selbst verlassen. Die eigenen Bedürfnisse wurden zur Nebensache, Grenzen nicht mehr gespürt, geschweige denn kommuniziert. Und mit der Zeit kamen sie an den Punkt, wo sie nur noch funktioniert haben.

Du wirst in diesem Kapitel erfahren, warum Selbstschutz kein Egoismus ist, sondern ein Zeichen von Klarheit und Liebe – **für dich selbst und für deinen Partner**.

Du wirst verstehen, wie Schuldgefühle dich dazu bringen können, über deine Belastungsgrenzen zu gehen – und wie du lernen kannst, diese alten Muster loszulassen.

Und du wirst entdecken, wie heilsam es ist, auch einmal „Nein" sagen zu dürfen – **ohne dich dafür zu rechtfertigen**.

Denn deine Kraft reicht nur dann für zwei, wenn du gut auf dich achtest. Nicht alles ist deine Verantwortung. Nicht alles musst du aushalten. Aber du darfst in aller Klarheit entscheiden, was du geben willst – und was nicht.

Dieses Kapitel schenkt dir Orientierung, Mut und konkrete Strategien, um dich selbst wieder spürbarer, sichtbarer und wichtiger zu machen.

Nicht gegen deinen Partner – **sondern für euch beide**.

Selbstschutz statt Selbstaufgabe

- Warum es nicht egoistisch ist, an dich zu denken

Als Lebenspartner eines Menschen mit Krebs gerätst du schnell in eine Rolle, in der du dich selbst nicht mehr wahrnimmst. Du bist da, du hilfst, du stärkst – manchmal rund um die Uhr. Und vielleicht hast du dich dabei innerlich längst zurückgezogen. Deine eigenen Gefühle, Bedürfnisse, dein Wunsch nach Ruhe oder Abgrenzung scheinen plötzlich nicht mehr zu zählen.

Doch genau hier beginnt der gefährliche Weg der **Selbstaufgabe**.

Ein Weg, der auf Dauer niemandem hilft – weder deinem Partner, noch dir selbst.

» *Beispiel: „Ich funktionierte nur noch"*

Eine Leserin aus meiner LovelyBooks-Leserunde zu „Die Seele hilft heilen" schrieb mir:

„Ich wollte alles richtig machen – und habe mich selbst dabei vergessen. Ich bin morgens aufgestanden, habe funktioniert, organisiert, getröstet. Aber irgendwann habe ich mich dabei nicht mehr gespürt. Ich war wie eine Hülle, die alles zusammenhält, aber innen leer ist."

Solche Aussagen höre ich oft. Und ich erkenne mich und meine Frau darin wieder – aus meiner Zeit in der aktiven Therapie. Ich weiß, wie sehr man als Erkrankter auf die Kraft der Menschen um sich herum angewiesen ist. Aber ich weiß heute auch: **Ohne Selbstschutz brennen unsere Lieblingsmenschen aus**.

» *Warum du dich selbst nicht verlieren darfst*

Selbstschutz bedeutet nicht, dich zurückzuziehen oder weniger zu geben. Selbstschutz bedeutet: **bewusst und liebevoll mit dir selbst umzugehen**.

Das beginnt bei kleinen Dingen:

- dir Pausen zuzugestehen, auch wenn du meinst, keine Zeit dafür zu haben
- ehrlich zu dir selbst zu sein, wenn du merkst: „Ich kann gerade nicht mehr"
- körperliche und emotionale Grenzen zu spüren – und sie zu respektieren
- nein zu sagen, wenn deine Kraft erschöpft ist
- nicht alles allein tragen zu wollen

Denn wenn du dich selbst aufgibst, bleibst du zwar körperlich präsent – aber **innerlich entfernt**. Und das spürt dein Partner. Was er aber braucht, ist kein ständiger Einsatz aufopferungsvoller Energie – sondern **echte Nähe, emotionale Verbindung, liebevolle Klarheit**.

» *Strategie: Das innere Warnsystem ernst nehmen*

Unser Körper und unsere Psyche senden uns viele Signale – oft lange, bevor es zu spät ist. Achte auf:

- Müdigkeit, die nicht mehr weggeht
- Reizbarkeit bei kleinen Anlässen
- Schuldgefühle, wenn du an dich denkst
- das Gefühl, keine Freude mehr zu empfinden
- Schlafstörungen oder Verspannungen
- das Gefühl, „nur noch zu funktionieren"

Das sind keine Schwächen. Das sind Warnsignale. Und sie verdienen deine Aufmerksamkeit – **nicht dein Wegdrücken**.

» Tipp: Der mentale Sicherheitskreis

Stell dir vor, du hättest einen inneren Kreis, den du mit einem schützenden Band um dich ziehst. In diesem Kreis ist Platz für dich. Deine Bedürfnisse. Deine Erholung. Deine Gedanken.

Wenn du das Gefühl hast, dass dieser Kreis ständig überschritten wird – dann ist es Zeit, bewusst zu stoppen. Sag dir innerlich:

„Ich bin wichtig. Ich darf mich schützen. Ich muss nicht alles aushalten."

Je öfter du diesen Kreis wahrnimmst, desto leichter wird es dir fallen, ihn auch im Alltag zu wahren.

» Mein Weg: Lernen, nicht immer verfügbar zu sein

Auch meine Frau musste das lernen. In der intensivsten Zeit meiner Therapie war sie für alles zuständig – emotional, organisatorisch, im Alltag.

Aber irgendwann sagte sie zu mir:

„Ich brauche mal eine Stunde. Nur für mich. Nicht, weil ich dich nicht liebe – sondern weil ich sonst nicht mehr für dich da sein kann.“

Und sie ging raus, lief durch unseren Ort, setzte sich auf eine Bank. Als sie zurückkam, war sie ruhig und entspannt. Und ich spürte: **Jetzt ist sie wieder da – wirklich**.

Dieser Moment hat sich tief bei mir eingebrannt. Nicht als Vorwurf, sondern als Lektion: **Auch der stärkste Mensch braucht Raum für sich**.

» Übung: Deine persönlichen Grenzen notieren

Nimm dir heute Abend einen Zettel. Schreibe auf:

- Drei Situationen, in denen du in den letzten Tagen deine Grenzen gespürt hast
- Zwei Dinge, die du brauchst, um dich geschützt zu fühlen
- Eine Sache, die du dir morgen selbst zugestehen möchtest – und sei sie noch so klein

Bewahre diesen Zettel gut auf. Er ist kein Plan – er ist ein Schritt zurück zu dir.

Selbstschutz ist kein Rückzug. Er ist ein Akt der Fürsorge – für dich, damit du überhaupt für andere da sein kannst.

Denn echte Hilfe entsteht nicht aus Aufopferung. Sie entsteht aus Verbundenheit, aus Bewusstheit – und aus der Kraft, die bleibt, **wenn du dir selbst treu bleibst**.

Schuldgefühle loslassen

- Warum du dich nicht für deine Bedürfnisse rechtfertigen musst

Vielleicht kennst du diesen Moment: Du bist müde, völlig überfordert – und trotzdem schleicht sich der Gedanke ein: „Ich darf mich jetzt nicht beschweren. Ich bin ja nicht der Kranke."

Und aus diesem Gedanken entsteht ein Gefühl, das viele Partner quält – **Schuld**.

- Schuld, weil du genervt bist.
- Schuld, weil du mal eine Pause brauchst.
- Schuld, weil du dich vielleicht überfordert fühlst oder Abstand brauchst.
- Schuld, weil du dir wünschst, dass es einfach mal wieder um dich geht.

Diese Gefühle sind zutiefst menschlich. Und doch versuchen wir oft, sie zu unterdrücken – oder tun so, als wären sie falsch.

Dabei brauchen sie etwas ganz anderes: **Verständnis**.

» Beispiel: Der stille Rückzug

Eine Leserin schrieb mir in einer LovelyBooks-Leserunde, dass sie nach Wochen der intensiven Pflege kaum mehr Luft bekam.

„Ich wollte einfach nur mal einen Tag weg. Einfach raus. Und gleichzeitig hatte ich sofort ein schlechtes Gewissen."

Sie fuhr trotzdem. Nur ein paar Stunden, ans Wasser. Und als sie zurückkam, sagte ihr Mann: „Du siehst irgendwie wieder nach dir selbst aus."

Diese Geschichte hat mich berührt. Weil sie zeigt: Schuldgefühle entstehen oft in uns selbst – **aber sie lösen sich, wenn wir uns trauen, ehrlich zu sein.**

» *Warum Schuldgefühle so hartnäckig sind*

Viele von uns sind mit dem Bild aufgewachsen, dass „für jemanden da sein" bedeutet: **bedingungslos, rund um die Uhr, ohne Klagen.**

Aber dieses Ideal überfordert – und lässt keinen Raum für dich als Mensch mit Bedürfnissen.

Schuldgefühle entstehen oft aus Sätzen wie:

- „Ich darf nicht an mich denken, solange mein Partner leidet."
- „Wenn ich mich abgrenze, wirke ich herzlos."
- „Andere schaffen das doch auch – warum bin ich so schwach?"

Doch Schuldgefühle bringen keine Liebe hervor. Sie machen eng. Sie führen dazu, dass du dich selbst kleinmachst – und dabei innerlich zerbrichst.

» Strategie: Von Schuld zur Verantwortung

Ein wichtiger Schritt besteht darin, zwischen **Schuld und Verantwortung zu unterscheiden**.

Schuld lähmt – Verantwortung befähigt.

Du trägst Verantwortung, ja. Für dich. Für eure Beziehung. Für das, was du leisten kannst.

Aber du bist **nicht schuld**, wenn du Grenzen brauchst. Wenn du Ruhe brauchst. Wenn du auch mal traurig, wütend oder erschöpft bist.

Mach dir bewusst:

- Du darfst überfordert sein – auch wenn du gesund bist.
- Du darfst Hilfe annehmen – auch wenn du „nur“ der Angehörige bist.
- Du darfst dich um dich kümmern – gerade weil du gebraucht wirst.

» *Mein eigener Lernweg*

Nach meiner Diagnose war meine Frau unglaublich stark. Sie hat organisiert, begleitet, getröstet. Aber irgendwann sagte sie – mit Tränen in den Augen:

„Ich habe das Gefühl, ich darf nicht mehr müde sein. Nicht mehr sagen, dass es mir zu viel wird."

Und ich verstand: Ihre Schuldgefühle raubten ihr die Luft.

Wir begannen, offen darüber zu sprechen. Dass sie nicht perfekt sein muss. Dass es okay ist, wenn sie Grenzen zieht. Und dass ihre Bedürfnisse nicht im Schatten meiner Krankheit stehen müssen.

Das war wieder ein Wendepunkt – für sie und für uns.

» *Tipp: Erlaube dir ein neues Narrativ*

Statt dich zu fragen „Darf ich das überhaupt?", könntest du dir neue Sätze sagen:

- „Ich darf fühlen, was ich fühle – ohne mich zu entschuldigen."
- „Ich darf Pausen machen – um langfristig da sein zu können."
- „Ich bin wertvoll, auch wenn ich nicht alles schaffe."
- „Ich begleite mit Liebe – nicht mit Selbstaufgabe."

Diese inneren Sätze sind wie kleine Brücken. Sie verbinden dich wieder mit dir selbst.

» *Übung: Der innere Brief an dich*

Setz dich an einen ruhigen Ort. Schreib dir selbst einen kurzen, ehrlichen Brief – so, als würdest du deiner besten Freundin schreiben.

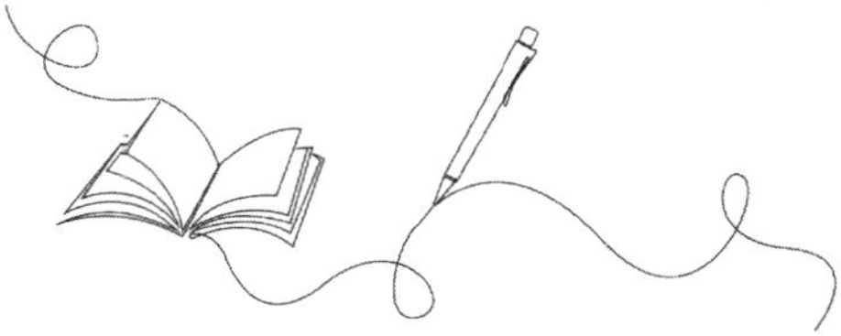

Beginne mit:

„Ich weiß, wie viel du gibst. Und ich verstehe, dass du…“

Schreib über deine Müdigkeit, deine Zweifel, deine Wünsche. Und dann beende den Brief mit einem Satz der Erlaubnis:

„Ich erlaube dir, dich nicht mehr schuldig zu fühlen.“

Lies diesen Brief immer dann, wenn die alten Gedanken wiederkommen.

Du wirst sehen: Mit der Zeit wirst du sanfter mit dir selbst.

Du bist kein schlechter Mensch, weil du auch mal an dich denkst. Du bist ein Mensch, der liebt – und deshalb lernen darf, sich selbst mit einzubeziehen.

Denn Schuldgefühle helfen niemandem.

Aber Mitgefühl – für dich selbst – verändert alles.

Nein sagen dürfen

- Warum klare Grenzen keine Ablehnung sind, sondern Ausdruck von Fürsorge

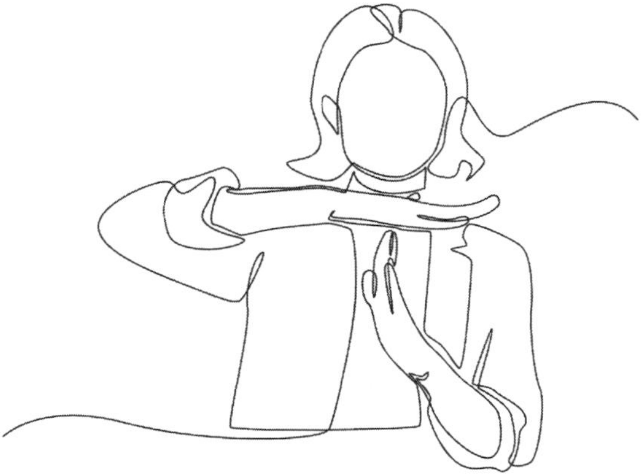

„Ich will ja helfen – aber manchmal möchte ich einfach nur sagen: Ich kann gerade nicht."

Diesen Satz hat mir einmal eine Leserin geschrieben. Und sie hat gleich danach hinzugefügt:

„Aber ich sage es nicht. Weil ich Angst habe, dass er sich dann noch mehr allein fühlt."

So wie ihr geht es vielen. **„Nein" zu sagen fällt schwer**. Besonders in einer Situation, in der jemand schwer erkrankt ist und du ihm nahestehst. Da wirkt ein Nein schnell wie ein Rückzug, wie Herzlosigkeit oder Schwäche.

Aber in Wahrheit ist es genau das Gegenteil: **Ein Nein aus Klarheit schützt euch beide.**

» Beispiel: Das Nein, das Nähe schuf

Eine Teilnehmerin aus einer LovelyBooks-Leserunde zu meinem Buch „Diagnose Krebs – Leben mit und nach der Diagnose" erzählte, dass sie irgendwann nicht mehr zu jedem Arztgespräch mitgehen konnte. Sie hatte selbst einen vollen Terminkalender, war emotional erschöpft – und sagte eines Tages zu ihrem Mann:

„Ich liebe dich. Aber ich kann morgen nicht mit dir gehen. Ich brauche diesen Vormittag für mich."

Sie erwartete Wut oder Enttäuschung – aber er sagte nur:

„Danke, dass du ehrlich bist. Ich schaffe das auch mal allein."

Dieses Nein hat ihnen beide Last genommen. Und es hat Vertrauen geschaffen.

» Warum Nein sagen so schwer ist

Viele von uns tragen tief verinnerlichte Muster in sich:

- „Ich darf niemanden enttäuschen."
- „Ich muss verfügbar sein."
- „Wenn ich nicht helfe, bin ich egoistisch."
- „Ein Nein bedeutet: Ich liebe dich nicht genug."

Aber diese Sätze sind **alte Stimmen – nicht deine Wahrheit**.

Ein Nein, das aus Achtsamkeit kommt, ist **keine Abgrenzung gegen den anderen**, sondern **eine Haltung für dich selbst**.

Und diese Haltung ist notwendig, wenn du langfristig da sein willst.

» *Strategie: Das „liebevolle Nein" üben*

Ein Nein muss nicht hart oder kalt sein. Du kannst es weich formulieren – und dabei trotzdem klar bleiben. Hier einige Formulierungen, die du ausprobieren kannst:

- „Ich sehe, wie wichtig dir das ist – aber ich kann das heute nicht leisten."
- „Ich möchte für dich da sein, aber ich brauche vorher eine Pause."
- „Ich spüre, dass meine Kraft gerade nicht reicht. Lass uns gemeinsam eine Lösung finden."
- „Ich sage Nein – nicht aus Ablehnung, sondern weil ich gut für mich sorgen muss."

Du wirst sehen: Ein ehrlich ausgesprochenes Nein öffnet manchmal sogar mehr Nähe als ein überforderndes Ja.

» *Mein eigener Weg: Das erste Nein meiner Frau*

Ich erinnere mich noch gut daran, wie meine Frau während meiner Therapie zum ersten Mal deutlich Nein sagte. Es ging um eine familiäre Verpflichtung, bei der sie mich eigentlich begleiten sollte. Aber sie war völlig erschöpft – und sagte ruhig:

„Ich weiß, du möchtest nicht allein hin. Aber ich bleibe heute zu Hause."

Ich war kurz irritiert – ich hatte fest damit gerechnet, dass sie mitkommt. Aber als sie ruhig sagte, dass sie diesen Abend für sich braucht, konnte ich es annehmen.

Es war kein Streit, kein Drama – einfach ein ehrlicher Moment. Und rückblickend war es genau richtig so. Weil wir beide wussten: Es geht nicht um Ablehnung, sondern um Selbstfürsorge.

» Tipp: Sag zuerst innerlich Nein – dann laut

Wenn dir das laute „Nein" noch schwerfällt, beginne innerlich.

Stell dir vor, du hast in dir einen Raum, in dem deine Wahrheit wohnen darf. Und dort sagst du – ganz klar, ohne Schuldgefühl:

„Ich will helfen. Aber ich kann das gerade nicht."

Wiederhole diesen Satz in Gedanken. Und du wirst merken: Irgendwann wird er deinen Mund verlassen. Und das wird befreiend sein.

» Übung: Deine persönliche Ja-Nein-Liste

Setz dich hin und notiere zwei Spalten:

1. Ja, weil es mir guttut

2. Nein, weil es mich erschöpft

Füll die Liste ehrlich aus – mit kleinen und großen Dingen aus deinem Alltag.

Beispiel:

- Ja: Spaziergang mit meiner Schwester, weil ich dabei abschalten kann
- Nein: Tägliche Pflegebesuche zur Mittagszeit, weil sie mich auslaugen

Diese Liste ist kein starrer Plan. Sie ist **eine Klarheitskarte**. Und sie erinnert dich daran: Du darfst Prioritäten setzen – **und dazu stehen**.

„Nein" zu sagen ist keine Distanzierung. Es ist eine liebevolle Entscheidung – für deine Gesundheit, deine Kraft, deine Würde.

Und genau deshalb kann es die tiefste Form von Nähe sein:

Weil es bedeutet, dass du dir selbst treu bleibst – und so präsent bleibst für den Menschen, den du liebst.

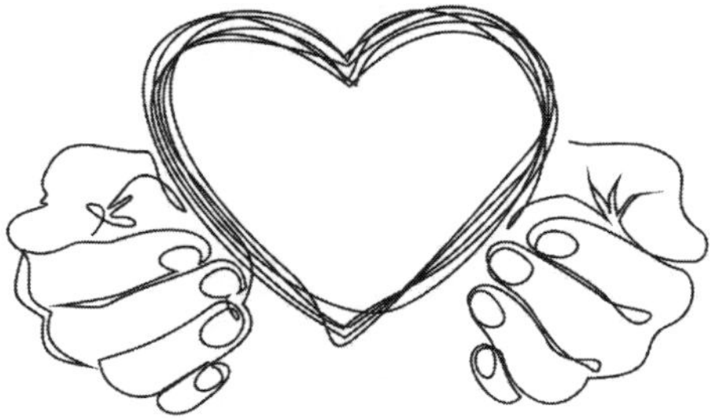

Fazit zum Kapitel

In diesem Kapitel ging es um ein Thema, das oft übersehen wird – und doch entscheidend ist: **deine eigenen Grenzen**.

Als Lebenspartner eines Menschen mit Krebs wirst du schnell zum Fels in der Brandung, zum Organisator, zur Stütze. Und gerade deshalb läufst du Gefahr, dich selbst dabei zu übersehen.

Du hast erfahren, warum **Selbstschutz kein Rückzug**, sondern eine Form der Verantwortung ist. Du hast gelesen, wie Schuldgefühle entstehen – und wie du sie loslassen kannst, ohne dich deswegen schlecht zu fühlen. Und du hast gesehen, dass **ein klares Nein nicht trennt, sondern oft mehr Nähe schafft** als ein überfordertes Ja.

Es geht nicht darum, dich von deinem Partner abzugrenzen – sondern darum, **bei dir selbst zu bleiben**.

Denn nur wenn du deine eigenen Kraftreserven kennst und respektierst, kannst du langfristig präsent und liebevoll begleiten.

Vielleicht brauchst du keine großen Veränderungen. Vielleicht genügt es schon, **ein paar innere Sätze zu überprüfen, dir Pausen zu erlauben, und dich ehrlich zu fragen: „Was brauche ich gerade?“**

Du darfst für dich sorgen. Nicht erst, wenn es nicht mehr geht – sondern **jetzt**.

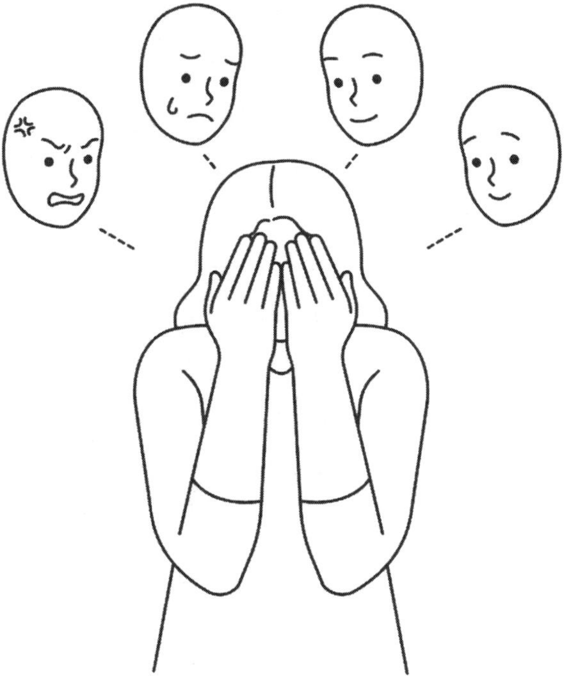

Kapitel 8: Emotionale Belastung annehmen und bearbeiten

- Was du fühlst, ist echt. Und du darfst es fühlen.

Vielleicht hast du dich schon gefragt: „Warum bin ich so müde, obwohl ich doch gesund bin?“

Oder: „Warum spüre ich manchmal Wut, Trauer oder Angst – obwohl ich doch eigentlich stark sein will?“

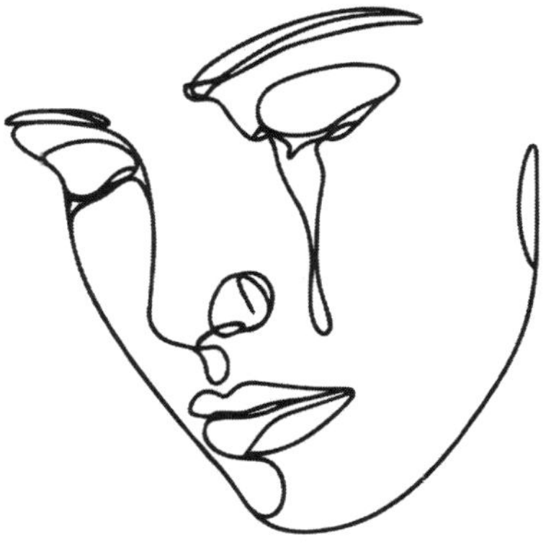

Die Wahrheit ist: **Auch du trägst eine schwere Last.**

Du bist nicht der oder die Erkrankte – aber du begleitest einen Menschen, den du liebst, durch eine existenzielle Krise. Und dabei bleibt kein Gefühl außen vor.

In diesem Kapitel geht es um die **emotionale Seite deiner Rolle**. Um die Gedanken, die dich nachts wach halten. Um die Angst, die plötzlich da ist. Um die Traurigkeit, die du oft nicht zeigen willst. Und auch um die Erschöpfung, die sich langsam einschleicht, ohne dass du es sofort merkst.

Du wirst lernen:

- Wie du deine Gefühle zulassen kannst, ohne von ihnen überschwemmt zu werden
- wie du Wege findest, mit Angst und innerem Druck umzugehen
- Wie du erkennst, wann ein Gespräch mit Freunden oder Profis helfen kann
- welche Unterstützungsangebote es gibt – und wie du sie sinnvoll nutzen kannst

Es geht nicht darum, dich zu therapieren oder zu analysieren. Es geht darum, dir bewusst zu machen:

Was du fühlst, ist verständlich. Und du musst es nicht alleine tragen.

Denn je besser du mit deinen Gefühlen umgehst, desto klarer, präsenter und stabiler wirst du – für dich selbst und für deinen Lieblingsmenschen.

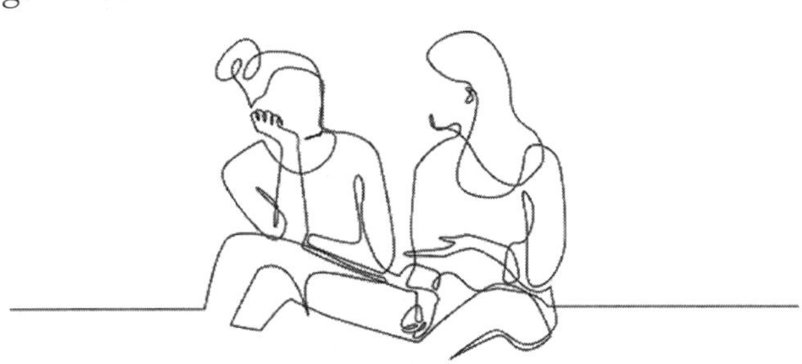

Umgang mit Angst und Erschöpfung

- Wenn alles zu viel wird, obwohl du funktionieren musst

Du wachst morgens auf und merkst: Dein Körper fühlt sich an, als wäre er schon einen ganzen Tag unterwegs. Deine Gedanken kreisen, noch bevor du aufstehst. Du denkst an Termine, Befunde, Gespräche. Vielleicht versuchst du, dich zu motivieren – aber tief drinnen ist da ein schwerer Kloß.

Angst. Und Erschöpfung. Zwei stille Begleiter in dieser Zeit.

Viele Partner von Krebspatienten erzählen mir, dass sie sich selbst oft nicht mehr wiedererkennen.

Sie sind reizbarer als früher, ziehen sich zurück, schlafen schlecht oder weinen plötzlich ohne erkennbaren Anlass.

Und gleichzeitig kämpfen sie mit dem Gedanken: „Ich bin doch gar nicht krank – ich darf mich nicht so anstellen."

Aber das ist der erste Fehler.

Denn ja – du bist nicht körperlich betroffen.

Aber du bist **emotional mittendrin**.

» *Beispiel: „Ich hab mich selbst nicht mehr gespürt"*

Eine Leserin aus einer meiner LovelyBooks-Runden schrieb mir:

„Ich bin morgens aufgestanden, habe Kaffee gekocht, Medikamente vorbereitet, Wäsche gemacht – und plötzlich merkte ich: Ich atme nicht mal richtig."

Angst schleicht sich oft nicht dramatisch ein – sie kommt leise.

Und Erschöpfung entsteht nicht an einem Tag. Sie wächst langsam, während du versuchst, allem gerecht zu werden.

- Angst ist keine Schwäche – sie ist ein Schutzmechanismus

Angst ist ein menschlicher Reflex. Sie will dich warnen, schützen, vorbereiten. Aber wenn sie zu lange unbeachtet bleibt, wird sie zur Dauerbelastung.

Typische Gedanken, die Angst verstärken:

- „Was, wenn es schlimmer wird?"
- „Was, wenn ich irgendwann allein dastehe?"
- „Ich darf keine Fehler machen – es geht um alles."

Diese Gedanken sind verständlich – aber sie führen dazu, dass du innerlich ständig im Alarmzustand bist. Und das kostet Kraft. Jeden Tag.

» Strategie: Angst benennen – nicht verdrängen

Ein einfacher erster Schritt: Sprich es aus. Oder schreib es auf.

Sätze wie:

- „Ich habe Angst, dass ich nicht genug bin."
- „Ich habe Angst, dass ich das nicht schaffe."
- „Ich habe Angst, was die Zukunft bringt."

Diese Sätze verändern nichts im Außen – aber sie geben deiner inneren Wirklichkeit Raum.

Und oft wird das, was wir benennen, **weniger übermächtig**.

» Tipp: Das Erschöpfungstagebuch

Notiere dir an drei Tagen:

- Was hat mich heute Kraft gekostet?
- Was hat mir heute Kraft gegeben?
- Wann habe ich mich innerlich leer gefühlt?

Nach einigen Tagen wirst du Muster erkennen. Vielleicht merkst du, dass bestimmte Gespräche dich regelmäßig überfordern – oder dass dir kurze Momente in der Sonne guttun.

Mit diesem Wissen kannst du bewusster gegensteuern.

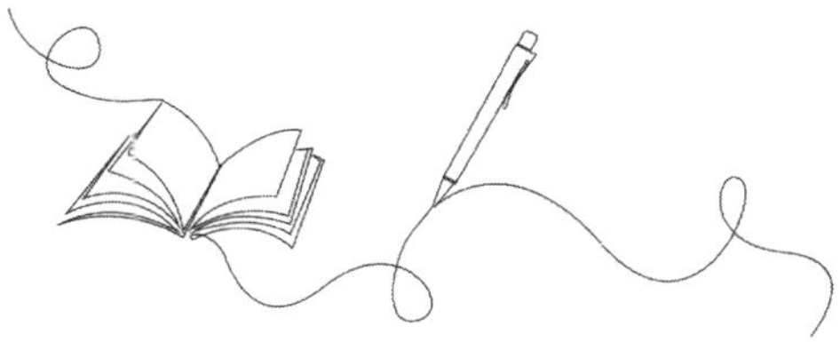

» *Mein eigener Zugang zur Angst*

Auch ich hatte nach meiner Diagnose mit Ängsten zu kämpfen. Und ich habe gesehen, wie meine Frau innerlich rang – mit Sorge um mich, mit Sorge um sich.

Es half uns beiden, offen darüber zu sprechen. Nicht immer in langen Gesprächen. Manchmal nur durch Sätze wie:

- „Heute ist ein schwerer Tag."
- „Ich bin müde – innen drin."
- „Ich weiß gerade nicht, wie ich das schaffen soll."

Diese kleinen Sätze öffneten Türen. Zu Nähe. Und manchmal auch zur Entlastung.

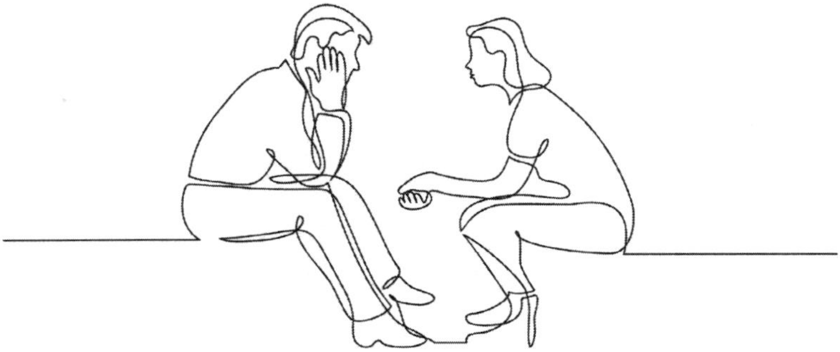

» *Übung: Die 4-7-8-Atemtechnik gegen innere Unruhe*

Wenn du merkst, dass Angst oder Erschöpfung dich überrollen, probiere diese einfache Atemübung:

1. Atme **4 Sekunden lang ein** (durch die Nase)

2. Halte den Atem **7 Sekunden**

3. Atme **8 Sekunden lang aus** (durch den Mund, langsam)

Wiederhole das drei- bis fünfmal.

Diese Technik hilft, das Nervensystem zu beruhigen – und gibt dir in stressigen Momenten einen kleinen Anker.

» Erinnerung: Du darfst dich schützen

Du musst nicht ständig stark sein. Du darfst müde sein, traurig, unsicher. Und du darfst dir Hilfe holen – bei Freunden, in Gesprächen, durch Pausen.

Denn Angst und Erschöpfung verschwinden nicht durch Ignorieren – **sie wandeln sich durch Zuwendung**.

Du bist kein Versager, wenn du dich überfordert fühlst. Du bist ein Mensch in einer Extremsituation.

Und genau deshalb ist es so wichtig, dass du dir erlaubst, auch für dich selbst da zu sein.

Gespräche mit Freunden oder Profis

- Warum du nicht alles mit dir selbst ausmachen musst

Vielleicht hast du dir schon gedacht: „Ich will niemandem zur Last fallen."

Oder: „Es versteht ja sowieso keiner, wie sich das anfühlt."

Diese Gedanken sind verständlich – aber gefährlich. Denn je länger du mit allem allein bleibst, desto mehr verlierst du den Kontakt zu dir selbst. Und irgendwann kommt der Punkt, an dem du selbst nicht mehr sagen kannst, was du fühlst – weil du es so lange weggeschoben hast.

In diesem Unterkapitel möchte ich dich ermutigen: **Such dir jemanden, mit dem du sprechen kannst.** Nicht erst, wenn es nicht mehr geht. **Sondern jetzt**.

» Beispiel: Der Rückzug, der zu viel wurde

Ein Leser schrieb mir, dass er am Anfang dachte, er müsste „alles im Griff haben". Für seine Frau, für die Familie, für sich.

„Ich wollte niemandem zeigen, wie verzweifelt ich manchmal war. Ich habe meine Freunde auf Abstand gehalten – aus Angst, sie könnten sich überfordert fühlen."

Erst als ihn ein Kollege beim Kaffee fragte, wie es wirklich geht, und einfach zuhörte – ohne Ratschläge –, brach etwas auf.

„Ich habe zum ersten Mal wieder gespürt, dass ich Mensch bin. Nicht nur Funktion."

» Warum Reden entlastet

Sprechen schafft Verbindung. Es bringt Gedanken nach außen – und sortiert sie oft dabei. Vor allem aber: **Es gibt dir Rückmeldung**. Und das hilft dir, deine Situation besser einzuordnen.

Gerade im Umgang mit Krebs drehen sich viele Gedanken im Kreis.

Sätze wie:

- „Was, wenn ich etwas falsch mache?“
- „Ich darf jetzt nicht schwach sein.“
- „Ich müsste doch längst damit klar kommen.“

Wenn du solche Sätze laut aussprichst, werden sie greifbarer. Und manchmal merkst du beim Sprechen schon selbst, wie unrealistisch sie eigentlich sind.

» Mit wem kannst du sprechen?

Es muss nicht immer die beste Freundin oder der engste Vertraute sein. Manchmal helfen auch Menschen, die **außen stehen** – weil sie nicht emotional verstrickt sind.

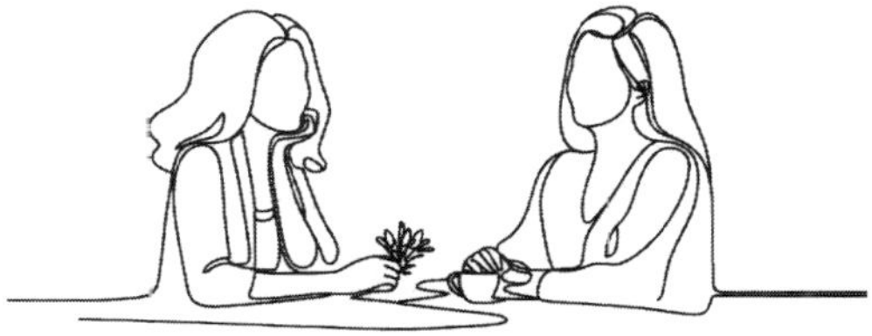

Hier ein paar Möglichkeiten:

- Ein offenes Gespräch mit einem Freund, der einfach zuhört
- Ein Austausch in einer Selbsthilfegruppe für Angehörige
- Ein Gespräch mit einem Psychoonkologen oder einer psychologischen Beratungsstelle

- Ein telefonisches Angebot von Beratungsdiensten (z. B. Krebsinformationsdienst, Hospizvereine)
- Eine Online-Beratung, wenn dir der direkte Kontakt schwerfällt

Du musst nicht alles erzählen. Aber manchmal reicht ein einziger Satz, um den Druck ein wenig zu lösen.

» *Tipp: Der innere Kreis*

Wenn du nicht weißt, wem du was erzählen willst, stell dir einen inneren Kreis vor. In der Mitte stehst du. Dann kommen:

1. Der engste Kreis: Menschen, denen du fast alles anvertrauen würdest
2. Der mittlere Kreis: Menschen, mit denen du einzelne Gedanken teilen möchtest
3. Der äußere Kreis: Menschen, die dich eher praktisch unterstützen, aber wenig über dein Innenleben wissen sollen

Diese Einteilung hilft dir, gezielt zu entscheiden:

Was will ich teilen – und mit wem?

Und sie schützt dich vor dem Gefühl, dich erklären zu müssen, wenn du es nicht willst.

» *Mein eigener Weg mit Gesprächen*

Nach meiner Diagnose hatte ich anfangs das Gefühl, alle würden mich bemitleiden. Ich wollte das nicht – und zog mich zurück.

Aber irgendwann spürte ich, dass mich das isolierte. Also begann ich, **ganz bewusst einzelne Gespräche zuzulassen**.

Mit einem Freund, der einfach nur zuhörte. Mit einem Psychoonkologen aus meiner Klinik, bei dem ich zum ersten Mal ohne Rücksicht auf andere reden konnte.

Und mit meiner Frau – nicht über Therapien, sondern über das, was in mir vorging.

Diese Gespräche waren **kein Allheilmittel**, aber sie waren kleine Haltegriffe im Chaos.

» Übung: Deinen Gesprächskreis aufschreiben

Manchmal hilft es, Dinge sichtbar zu machen, die sonst nur in Gedanken herumschwirren. Diese Übung unterstützt dich dabei, deine sozialen Ressourcen greifbar zu machen – und einen nächsten kleinen Schritt zu planen.

So gehst du vor:

Schreib dir drei Menschen auf, mit denen du dir vorstellen könntest, über deine aktuelle Belastung oder deine Gefühle zu sprechen.

Wichtig: Es müssen keine „perfekten Zuhörer" sein – sondern einfach Menschen, bei denen du dich grundsätzlich wohlfühlst.

Beispiel:

- Dein Bruder oder deine Schwester
- Eine Freundin, die selbst mal Angehörige war
- Eine Kollegin, der du vertraust

Überlege dir zu jeder Person einen ganz einfachen Einstieg. Du musst keine langen Erklärungen vorbereiten – oft reicht ein ehrlicher, klarer Satz:

- „Ich weiß gerade gar nicht, wo ich anfangen soll – aber ich bräuchte jemanden zum Reden."
- „Kann ich dich mal kurz um ein Ohr bitten? Ich fühl mich ziemlich durch den Wind."
- „Ich möchte einfach mal sagen, wie's mir geht – ohne dass du gleich eine Lösung findest."

Wähle eine dieser drei Personen aus – am besten die, bei der dir der Einstieg am leichtesten fällt.

Notiere dir:

- Wann du sie kontaktieren willst (z.B. morgen Abend, nach dem Mittagessen)
- Wie du Kontakt aufnehmen möchtest (Anruf, Spaziergang, kurze Nachricht)
- Schon diese kleine Planung kann dir das Gefühl geben, nicht allein zu sein – und dass du aktiv etwas für dich tun kannst.

Erinnere dich:

Du musst nichts perfekt machen. Du darfst auch nervös oder unsicher sein. Aber du darfst reden. Und du **darfst dich zeigen**. Schritt für Schritt.

Du musst das alles nicht allein schaffen.

Und du bist kein Problem, weil du redest – du bist mutig. Denn wer spricht, beginnt zu sortieren. Und wer gehört wird, spürt wieder Boden unter den Füßen.

Unterstützungsangebote nutzen (Gruppen, Beratung)

- Warum du nicht erst warten musst, bis es gar nicht mehr geht

Viele Partner von Krebspatienten erleben früher oder später diesen Moment:

Der Alltag läuft nur noch auf Autopilot. Die Gefühle sind entweder zu viel oder wie weggepackt. Und obwohl du dich bemühst, für deinen Lieblingsmenschen da zu sein, spürst du selbst keine innere Verbindung mehr – weder zu ihm noch zu dir selbst.

In solchen Phasen kann es unglaublich entlastend sein, sich **gezielte Unterstützung von außen zu holen**.

Nicht, weil du es nicht alleine schaffst. Sondern weil **du nicht alles alleine schaffen musst**.

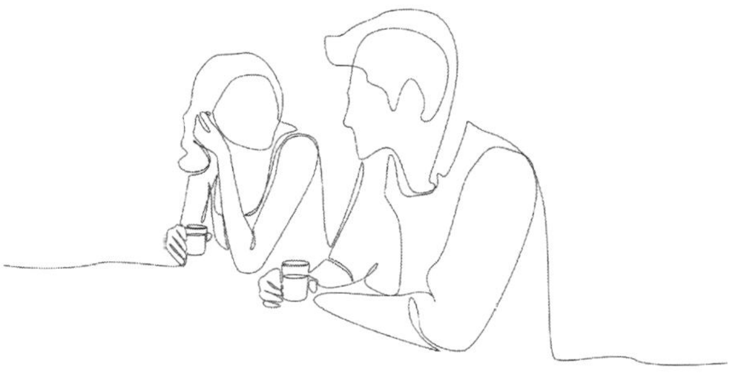

» Beispiel: „Ich dachte, das ist nur was für Schwache"

Ein Leser schrieb mir einmal, dass er lange gezögert hatte, eine Beratungsstelle zu kontaktieren.

„Ich dachte, das ist nur was für Menschen, die komplett überfordert sind. Aber dann war ich da – und habe gemerkt, dass ich einfach nur reden wollte. Ohne Rücksicht. Ohne Erwartungen."

Heute sagt er:

„Diese Gespräche waren das Erste, was wieder nach mir selbst klang."

- Warum Unterstützung annehmen so schwerfällt

Gerade als Partner will man oft stark sein. Man denkt:

- „Ich habe doch Familie – das muss reichen."
- „Ich will nicht jammern – mein Partner ist schließlich der Kranke."
- „Ich hab keine Zeit, mich auch noch um sowas zu kümmern."

Aber diese Gedanken führen dazu, dass du **immer weiter durchhältst – bis es nicht mehr geht.**

Und irgendwann spürst du vielleicht: Du hast nicht nur deine Kraft verloren, sondern auch ein Stück von dir selbst.

Deshalb ist es **klug** – nicht schwach! – dir frühzeitig Hilfe zu holen.

- *Welche Angebote gibt es?*

Je nach Region und Bedarf stehen dir verschiedene Möglichkeiten offen:

» *Psychoonkologische Beratung*

Viele Krebszentren und Kliniken bieten kostenfreie Gespräche für Angehörige an. Hier kannst du über deine Sorgen sprechen, ohne etwas erklären oder verharmlosen zu müssen.

» *Selbsthilfegruppen für Angehörige*

Es tut gut, Menschen zu begegnen, die genau wissen, wovon du sprichst – weil sie Ähnliches erleben. Oft entsteht in solchen Gruppen ein Raum, in dem du verstanden wirst, ohne viele Worte.

» *Online-Foren und digitale Austauschgruppen*

Gerade wenn du wenig Zeit oder Energie für Treffen hast, können moderierte Foren, Facebook-Gruppen oder digitale Gesprächsräume ein niedrigschwelliger Einstieg sein.

» *Telefonische Beratung*

Organisationen wie die Deutsche Krebshilfe, der Krebsinformationsdienst oder lokale Hospizdienste bieten anonym und kostenlos kompetente Ansprechpartner, die einfach nur zuhören – oder dir konkrete Wege zeigen.

» *Psychologische Einzelgespräche*

Wenn du tiefer einsteigen möchtest, kann eine psychologische Begleitung sinnvoll sein. Viele Psychotherapeuten bieten auch kurzfristige Unterstützung für Angehörige in Krisensituationen.

» *Tipp: Den ersten Schritt ganz klein machen*

Du musst nicht sofort einen festen Therapieplatz suchen oder dich einer Gruppe anschließen. Vielleicht beginnst du damit, einfach mal bei einer Beratungsstelle anzurufen.

Oder du hörst dir anonym einen Podcast an, in dem Angehörige erzählen, wie sie mit der Situation umgehen.

Manchmal reicht schon ein einziger Satz von außen, der dich erinnert:

„Du bist nicht allein. Und du darfst dir helfen lassen."

» *Mein eigener Weg mit externer Unterstützung*

Während meiner Therapie stand meine Frau oft unter Strom. Sie war meine wichtigste Stütze – aber ich merkte irgendwann, dass sie selbst kaum noch Luft bekam.

Ein Gespräch mit einer psychoonkologischen Beraterin aus meiner behandelnden Klinik war für sie ein Wendepunkt.

Nicht, weil es „die Lösung" brachte. Sondern weil sie endlich einmal **nicht stark sein musste**.

Weil jemand sie fragte: „Und wie geht es eigentlich Ihnen?"

Diese einfache Frage kann Türen öffnen – zu deinem Inneren, zu deiner Erschöpfung, aber auch zu neuer Kraft.

» Übung: Dein persönlicher Unterstützungsplan

Nimm dir heute ein paar Minuten und beantworte für dich:

- Wer sind zwei Anlaufstellen in deiner Nähe oder online, an die du dich bei Bedarf wenden könntest?
- Was wäre ein ganz kleiner erster Schritt – z. B. eine Telefonnummer speichern, eine Website anschauen, ein Gespräch anfragen?
- Was hindert dich gerade noch daran? (Zeit, Unsicherheit, Scham?) Und: Ist dieses Hindernis wirklich so groß, wie es sich anfühlt?

Halte diese Antworten schriftlich fest. Sie sind dein innerer Notfallplan – **für die Momente, in denen du selbst ins Wanken gerätst**.

Du bist nicht allein. Und du musst niemandem beweisen, wie viel du aushältst.

Manchmal ist wahre Stärke: zu sagen, **dass man Hilfe braucht – und sie anzunehmen.**

Fazit zum Kapitel

Dieses Kapitel hat dir gezeigt, dass es in Ordnung ist, wenn du dich nicht immer stark fühlst. Dass Angst und Erschöpfung keine Schwäche sind – sondern natürliche Reaktionen auf eine Ausnahmesituation. Und dass du das Recht hast, deine Gefühle ernst zu nehmen. Auch dann, wenn du „nur“ Angehöriger bist.

Du hast Wege kennengelernt, um mit innerem Druck besser umzugehen. Du hast erfahren, wie entlastend es sein kann, mit anderen zu sprechen – mit Freunden, in Gruppen oder in professionellen Gesprächen.

Und du hast hoffentlich gespürt: **Es muss kein Zeichen von Krise sein, sich Hilfe zu holen – sondern eines von Selbstfürsorge.**

Es geht nicht darum, perfekt zu funktionieren. Es geht darum, dir selbst zuzugestehen, was du auch deinem Lieblingsmenschen wünschst: **Verständnis. Raum. Zuwendung**.

Wenn du beginnst, dich innerlich ernst zu nehmen, ändert sich etwas. Vielleicht nicht sofort im Außen – aber in deinem inneren Erleben.

Und genau das kann neue Kraft freisetzen – leise, stetig und ehrlich.

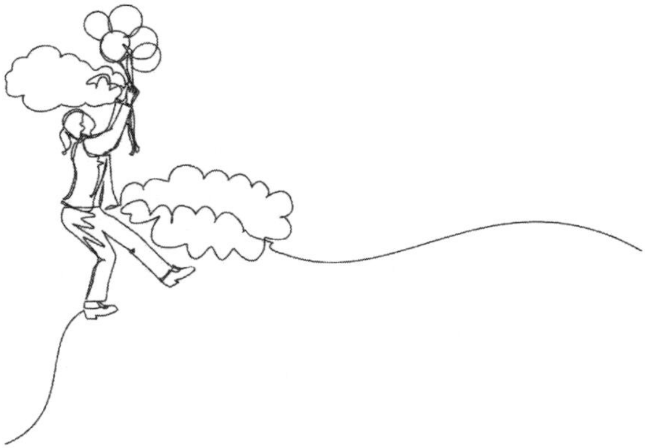

Kapitel 9: Die eigene Resilienz stärken

- *Wie du deine innere Kraftquelle (wieder) entdeckst*

Es gibt diese Momente, in denen alles zu viel wird. Du funktionierst zwar – aber innerlich fühlst du dich leer, erschöpft, vielleicht sogar taub. Und vielleicht hast du dich irgendwann gefragt:

„Wie lange halte ich das eigentlich noch aus?"

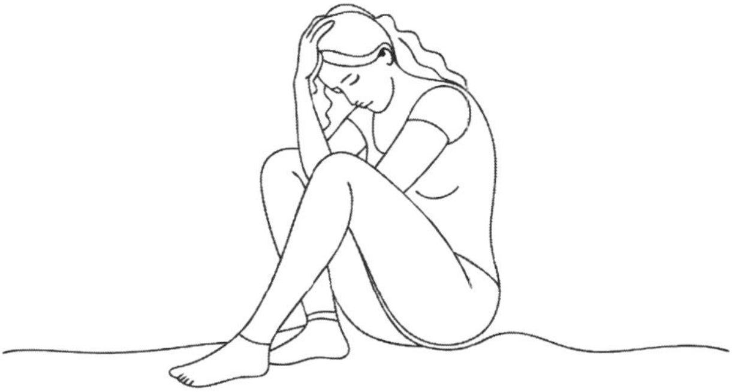

In diesem Kapitel geht es um deine **Widerstandskraft** – um deine persönliche Fähigkeit, mit Belastungen umzugehen, Krisen zu bewältigen und trotzdem du selbst zu bleiben. Diese Kraft nennt man auch **Resilienz**.

Resilienz ist nichts, was man entweder hat oder nicht hat. Sie ist **formbar**, **lernbar**, **trainierbar**. Und vor allem: Sie steckt oft schon in dir – auch wenn du sie gerade nicht spürst.

Du wirst in den kommenden Abschnitten erfahren:

- wie **Rituale und Achtsamkeit** dir helfen können, im Chaos Ruhe zu finden
- wie du deine ganz persönlichen **Kraftquellen wieder aktivieren** kannst
- wie du trotz allem eine Perspektive für dich selbst entwickelst – **nicht als Flucht, sondern als Möglichkeit zur inneren Stabilität**

Denn je klarer du dich selbst wieder wahrnimmst, desto besser kannst du mit dem umgehen, was auf euch zukommt – **und dabei Mensch bleiben.**

Rituale und Achtsamkeit

- Kleine Anker, die dir Halt im Alltag geben können

Der Alltag an der Seite eines krebskranken Menschen ist oft chaotisch. Mal kommt ein neuer Befund, mal verschiebt sich ein Termin, mal kippt die Stimmung ganz plötzlich – und du fühlst dich, als würde dir der Boden unter den Füßen fehlen.

Gerade in solchen Phasen helfen Rituale. Nicht als starrer Plan, sondern als **Verlässlichkeit inmitten des Unvorhersehbaren.**

Und auch Achtsamkeit spielt hier eine große Rolle: das bewusste Wahrnehmen des Moments, **ohne sofort zu bewerten oder zu reagieren**. Beides – Rituale und Achtsamkeit – können dir helfen, innerlich ruhiger, klarer und widerstandsfähiger zu werden.

» Beispiel: Ein Ritual, das durch den Tag trug

Eine Leserin aus meiner LovelyBooks-Leserunde zu „Die Seele hilft heilen" schrieb mir, dass sie irgendwann damit begann, sich jeden Morgen für zehn Minuten ans Fenster zu setzen – mit einer Tasse Tee und ohne Handy.

„Das war mein Moment. Ohne Verantwortung.
Ohne Fragen. Nur ich."

Sie sagte, dieses kleine Ritual habe sie durch manche dunklen Tage getragen – nicht weil es alles besser machte, sondern weil es ihr eigenes Stück Struktur war.

- Warum Rituale Kraft geben

Rituale sind kleine, wiederkehrende Handlungen, die dem Tag oder der Woche einen Rahmen geben. Sie helfen, Orientierung zu behalten – auch wenn im Außen vieles unklar ist.

Ein Ritual muss nicht groß sein. Es kann sein:

- das tägliche Kaffeetrinken auf dem Balkon
- ein Spaziergang zur gleichen Uhrzeit
- ein kurzer Tagesrückblick am Abend
- ein bewusst gesetzter Anfang und ein klarer Abschluss für den Tag

Das Entscheidende ist: **Du tust es für dich – bewusst, regelmäßig und mit einer inneren Haltung von „Ich bin wichtig".**

- Was Achtsamkeit für dich tun kann

Achtsamkeit bedeutet, **im Moment zu sein** – nicht im Gestern oder im Morgen. Und gerade in einer Situation, in der du ständig in Sorge oder Planung bist, kann das unglaublich entlastend sein.

Du kannst Achtsamkeit üben, indem du:

- beim Zähneputzen einfach nur Zähne putzt – ohne gleichzeitig Termine zu durchdenken
- dein Essen langsam isst – und es wirklich schmeckst
- für zwei Minuten auf deinen Atem achtest – ohne ihn zu verändern

Diese kleinen Übungen sind keine Esoterik, sondern praktische Gegenmittel gegen das Gefühl, die Kontrolle zu verlieren.

» Mein Weg: Rituale trotz Therapiezeit

Während meiner eigenen Therapie war vieles unplanbar. Aber genau deshalb suchte ich mir kleine Fixpunkte:

- Ein Abendtee mit meiner Frau.
- Das bewusste Lüften am Morgen.
- Eine Runde um den Block – auch wenn ich schwach war.

Diese kleinen Gewohnheiten gaben mir das Gefühl, nicht völlig fremdbestimmt zu sein. Und sie halfen meiner Frau, ihren eigenen Takt im Chaos zu finden.

» Tipp: Dein Wochenritual entwickeln

Überlege dir:

- Welche Tageszeit gehört nur dir?
- Was tut dir gut, ohne Aufwand?
- Was könntest du **regelmäßig** wiederholen, um dich selbst zu verankern?

Das kann auch etwas ganz Simples sein:

- jeden Freitag eine Viertelstunde ein gutes Buch lesen
- jeden Sonntagabend mit einer Duftkerze bewusst in die neue Woche schauen
- jeden Morgen nach dem Aufwachen drei bewusste Atemzüge nehmen

Es geht nicht um Pflicht. Es geht um **deine innere Stimme, die sagt: Ich bin auch noch da.**

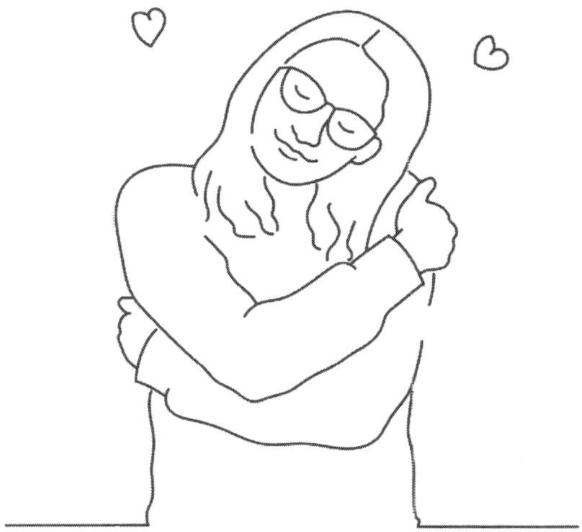

» *Übung: Das 5-Minuten-Achtsamkeitsfenster*

Probiere folgende Übung – möglichst täglich, am besten zur gleichen Zeit:

1. Setz dich aufrecht und bequem hin.
2. Schließe die Augen und atme drei Mal tief ein und aus.
3. Richte deine Aufmerksamkeit nun ganz auf das, was du gerade spürst:

- deinen Körper
- deinen Atem
- Geräusche um dich herum
- Gedanken, die kommen – ohne sie festzuhalten

Nach fünf Minuten öffnest du wieder die Augen.

Das war alles. Kein Ziel, kein richtig oder falsch. Nur bewusste Präsenz.

Du kannst die Umstände nicht kontrollieren – aber du kannst entscheiden, wie du ihnen innerlich begegnest.

Mit einem Ritual. Mit einem Moment echter Stille. Und mit dem Bewusstsein: **Auch in schwierigen Zeiten darfst du für dich sorgen.**

Persönliche Kraftquellen aktivieren

- *Was dir Energie schenkt, wenn alles andere zehrt*

Wenn dein Alltag sich fast nur noch um Therapietermine, Pflege, Unsicherheit und Sorge dreht, verlierst du irgendwann den Zugang zu dem, was **dich selbst nährt**.

Du funktionierst – aber innerlich wirst du leerer. Und vielleicht hast du vergessen, was dir früher Kraft gegeben hat. Oder du glaubst, es sei gerade „nicht dran".

Doch genau jetzt ist es dran.

Nicht als Luxus, sondern als Überlebenshilfe.

Denn du kannst nur langfristig stark bleiben, wenn du weißt, wo du auftanken kannst.

» Beispiel: Die Kraft eines alten Lieds

Ein Leser schrieb mir, dass er eines Abends einfach aus Reflex eine alte Playlist anmachte, die er früher beim Autofahren hörte.

„Ich war total erschöpft – und plötzlich lief dieser Song, den ich mit einem Urlaub in Italien verbinde. Ich musste lachen. Es war der erste Moment seit Wochen, in dem ich mich selbst wieder gespürt habe."

Dieser eine Song wurde für ihn zur Kraftquelle.

Nicht, weil er die Situation änderte – sondern weil er ihn mit sich selbst verband.

- Was sind eigentlich Kraftquellen?

Kraftquellen sind Aktivitäten, Gedanken, Erinnerungen, Orte oder Menschen, die dir Energie geben.

Oft sind es Dinge, die du in stressfreien Zeiten ganz automatisch in dein Leben integriert hast – aber die im Ausnahmezustand wie weggeblasen scheinen.

Vielleicht gehörte für dich dazu:

- Musik
- Natur
- Bewegung
- Gespräche
- Stille
- Kreatives Tun
- Humor
- Glaube oder Spiritualität

Was auch immer es war: Es ist nicht verloren. Es wartet nur darauf, wieder Platz zu bekommen.

» *Mein persönlicher Weg: Kleine Schritte, große Wirkung*

Nach meiner Diagnose war mein Aktionsradius erst einmal sehr klein. Ich hatte wenig Kraft – und innerlich das Gefühl, mich komplett zurückzuziehen.

Aber meine Frau schlug eines Tages vor: „Lass uns einfach einmal ums Haus gehen. Nur ein paar Minuten. Wir müssen nicht reden."

Ich weiß noch, dass ich erst zögerte – aber dann mitging. Und dieser kleine Spaziergang wurde zu einem Wendepunkt. Nicht, weil er körperlich viel bewirkte – sondern weil er mir zeigte:

Ich bewege mich. Ich lebe. Ich bin nicht allein.

Was mit wenigen Schritten begann, wurde nach und nach zu einem festen Ritual. Erst ging ich durch die Straßen unserer Gemeinde, dann zum nahen Biotop, wo eine Bank stand, auf der ich oft einfach nur saß, die Natur beobachtete und durchatmete.

Diese Bank wurde für mich zu einem Rückzugsort – einem Ort der Stille und Sammlung.

Später wurden daraus größere Runden, dann Wanderwege – und irgendwann mein Weg zum **Extremwandern**.

Aber begonnen hat alles mit einem stillen Moment vor der Haustür – **und der Entscheidung, loszugehen.**

- *Wie du deine Kraftquellen wiederentdeckst*

Es gibt keinen festen Plan. Aber ein paar Fragen, die dich leiten können:

- Was hat dir früher Energie gegeben – ganz unabhängig von der Situation jetzt?
- Wann hast du dich zuletzt bei dir selbst gefühlt – und was war da anders als heute?
- Welche Menschen oder Tätigkeiten lassen dich innerlich aufatmen – auch nur für einen Moment?

Manchmal sind es winzige Dinge: ein bestimmter Duft, ein Ort, eine Stimme.

Dein Job ist nicht, sofort „zurück ins alte Leben" zu finden. Sondern nur, **den Faden wieder aufzunehmen**.

» Tipp: Dein Kraftquellen-Zettel

Schreib dir eine kleine Liste – maximal zehn Punkte. Dinge, die dir gut tun. Egal wie klein.

Klebe diesen Zettel an den Kühlschrank, ans Badregal oder in deinen Kalender.

Beispiel:

- Zwei Minuten barfuß über den Balkon gehen
- Ein Glas Wasser ganz bewusst trinken
- Meinen Lieblingssong hören

- Jemandem eine Nachricht schreiben, die nichts mit Krankheit zu tun hat
- Eine Duftkerze anzünden
- Ein altes Fotoalbum durchblättern

Diese Liste erinnert dich daran: Du hast Einfluss auf dein Wohlbefinden – auch in schweren Zeiten.

» *Übung: Kraftquellen-Tagebuch*

Nimm dir jeden Abend eine Minute Zeit für folgende Frage:

„Was hat mir heute gut getan – und sei es nur für einen Augenblick?"

Schreib es auf. Nur einen Satz.

Nach einer Woche wirst du merken: Es gibt mehr Kraftquellen, als du dachtest – **wenn du wieder beginnst, sie wahrzunehmen.**

Du bist nicht nur Begleiter – du bist ein Mensch mit Bedürfnissen, Erinnerungen, Vorlieben, Träumen.

Deine Kraftquellen helfen dir, dich daran zu erinnern. Und manchmal reicht ein einziger, bewusster Moment – um wieder zu spüren: „Ich bin da."

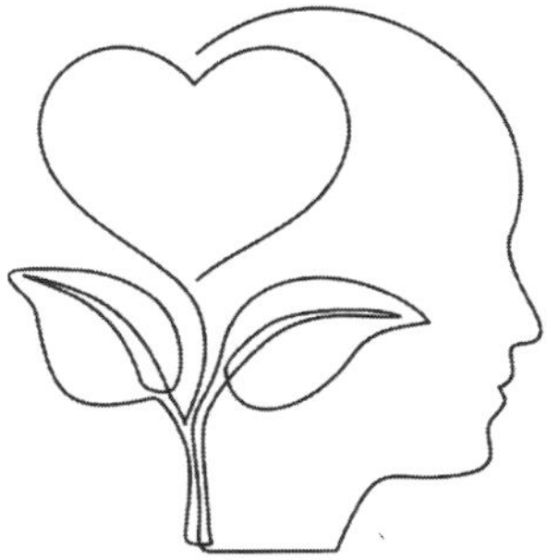

Perspektiven für dich selbst entwickeln

- Warum du Pläne brauchst, die nichts mit der Krankheit zu tun haben

Wenn du als Partner mit einem krebskranken Menschen lebst, dreht sich schnell alles nur noch um Diagnosen, Therapiepläne und Befunde. Dein Kalender, deine Gedanken, dein Alltag – alles scheint durch die Krankheit deines Lieblingsmenschen bestimmt.

Und irgendwann verlierst du den Blick nach vorn.

Nicht, weil du das willst – sondern weil kaum noch Raum bleibt für das, was **mit dir selbst zu tun hat**.

Doch genau dieser Raum ist wichtig. Nicht nur als Ablenkung. Sondern als **innerer Kompass**, der dich wieder mit deinen eigenen Wünschen, Hoffnungen und Zielen verbindet.

» Beispiel: „Ich habe mich selbst wieder eingeplant"

Eine Leserin schrieb mir, dass sie nach Monaten des Funktionierens irgendwann einen alten Nähkurs wieder aufnahm, den sie früher so geliebt hatte.

„Ich hatte das Gefühl, zum ersten Mal wieder Luft zu holen. Nicht als Angehörige – sondern einfach als ich."

Sie erzählte, dass sie anfangs ein schlechtes Gewissen hatte – aber dass genau diese eine Stunde pro Woche ihr Gleichgewicht wiederherstellte.

Weil sie zeigte: „Ich bin mehr als das, was gerade um mich herum passiert."

- *Warum eigene Perspektiven keine Illoyalität sind*

Viele Angehörige haben Angst, sich mit eigenen Plänen zu beschäftigen. Sie denken:

- „Darf ich mich freuen, wenn mein Partner leidet?"
- „Ist es egoistisch, wenn ich an mich selbst denke?"
- „Kommt das nicht komisch rüber – wenn ich träume, während er kämpft?"

Aber genau das Gegenteil ist der Fall:

Wenn du dich selbst zurücknimmst, verlierst du innerlich an Kraft. Und ohne diese Kraft kannst du nicht stabil begleiten.

Es geht nicht darum, große Lebensziele zu verfolgen. Es geht darum, dir selbst wieder kleine Anker zu geben – und eine Zukunft, in der auch du vorkommst.

» *Was könnte eine Perspektive sein?*

- Eine kleine Reise, die du irgendwann machen willst
- Ein Projekt, das du gern beginnen würdest
- Ein kreatives Vorhaben, das nur für dich ist

- Ein neues Wissen, das dich interessiert
- Oder auch nur: Ein Wunsch für deinen Alltag, den du umsetzen möchtest

Wichtig ist: Es ist **dein Gedanke. Dein Lichtblick. Deine Richtung.** Und er darf neben allem anderen existieren – ohne Rechtfertigung.

» *Mein eigener Impuls: Der Weg ins Danach*

In meiner Therapiezeit war es zunächst unmöglich, an danach zu denken. Aber irgendwann begann ich – ganz vorsichtig – davon zu sprechen, was ich wieder tun wollte, wenn meine Kräfte zurückkehren: Gehen. Wandern. Draußen sein.

Zuerst war es nur eine Idee. Dann ein Gespräch. Dann ein Ziel. Und heute ist es Teil meines Lebens geworden.

Dieser erste Gedanke war nicht egoistisch – **er war überlebensnotwendig**.

» *Übung: Der persönliche Möglichkeitsraum*

Nimm dir ein leeres Blatt Papier.

1. Zeichne in die Mitte einen kleinen Kreis und schreibe deinen Namen hinein.
2. Ziehe rundherum drei größere Kreise. Beschrifte sie mit:

- Was mir Kraft gibt
- Was ich vermisse
- Worauf ich mich freue oder mich freuen möchte

Füll diese Kreise mit Ideen, Erinnerungen, Wünschen – ganz ohne Zensur.

Dann wähle aus jeder Kategorie **eine Sache**, die du in den nächsten Tagen oder Wochen wieder aufleben lassen oder planen willst.

Das kann ganz klein sein: ein Spaziergang an einem Ort, den du magst. Ein neues Buch. Ein Gespräch über einen Traum.

Es mag klein erscheinen, aber es ist dein Schritt – **zurück zu dir**.

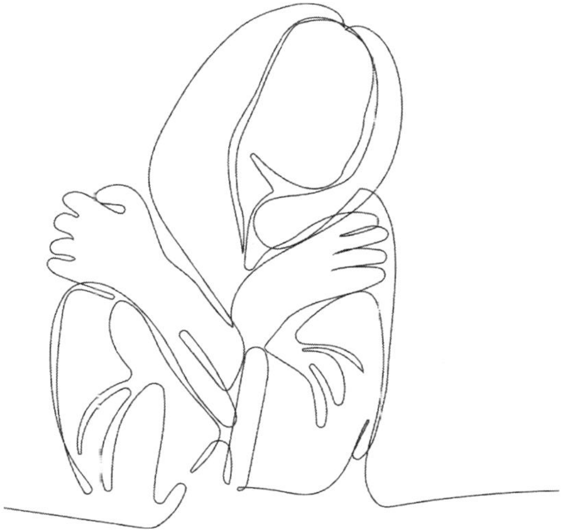

Du bist mehr als eine Stütze. Du bist auch ein Mensch mit einem eigenen Weg.

Und dieser Weg darf Raum bekommen – auch jetzt. Nicht gegen die Krankheit. Sondern **für dich**.

Fazit zum Kapitel

In diesem Kapitel hast du erfahren, dass innere Stärke nichts mit Härte zu tun hat – sondern mit **Verbindung zu dir selbst**.

Du hast gesehen, wie Rituale und Achtsamkeit dir Halt geben können, wenn im Außen alles wankt. Wie persönliche Kraftquellen dich daran erinnern, wer du bist – jenseits deiner Rolle als Begleiter. Und wie wichtig es ist, dir selbst wieder **eine Perspektive zu geben**, die nur dir gehört.

Resilienz heißt nicht, immer gut drauf zu sein. Es heißt: **Du weißt, wie du wieder zu dir zurückfindest**, wenn dich das Leben herausfordert.

Vielleicht gibt es Tage, an denen du all das vergisst. An denen du einfach nur müde bist oder leer. Auch das gehört dazu.

Aber dann kannst du dich erinnern:

Es gibt eine Bank, auf der du sitzen kannst. Einen Spazierweg, der auf dich wartet. Einen Gedanken, der wieder aufleuchtet. Eine kleine Handlung, die dir zeigt: Du hast Einfluss. Einen Menschen, den du anrufen kannst. Und das Wissen, dass du selbst in stürmischen Zeiten deinen inneren Anker wiederfinden kannst.

Und du bist nicht allein.

Teil 4: Die Partnerschaft weiterentwickeln

- Krebs betrifft nicht nur den Körper – er verändert auch die Dynamik in einer Partnerschaft.

Rollen verschieben sich, Gespräche kreisen oft nur noch um medizinische Themen, und körperliche Nähe kann plötzlich mit Unsicherheit behaftet sein. Viele Paare erleben eine Entfremdung – andere eine neue, tiefere Verbindung. Beides ist möglich. Und beides darf sein.

In diesem Teil des Buches richten wir den Blick auf **euch als Paar**.

Auf eure Nähe. Eure gemeinsamen Wünsche. Und auch auf das, was zwischen euch entstehen kann – jenseits von Krankheit und Krise. Denn auch wenn sich vieles verändert:

Ihr seid immer noch ihr.

In den folgenden drei Kapiteln beschäftigen wir uns mit den Möglichkeiten, wie eure Beziehung nicht nur bestehen, sondern sich auch weiterentwickeln kann – ehrlich, zärtlich, menschlich.

In **Kapitel 10 „Intimität und Sexualität neu entdecken“** lernen wir, wie sich körperliche Nähe verändern kann – und warum

Intimität auch dann möglich bleibt, wenn klassische Vorstellungen von Sexualität nicht mehr passen.

Wir beschäftigen uns mit dem Umgang mit Scham, mit veränderten Körperbildern und zeigen Wege auf, wie Zärtlichkeit und Berührung wieder Raum finden können – ohne Druck, aber mit echtem Gefühl.

In **Kapitel 11 „Zukunftsplanung zwischen Hoffnung und Angst"** fragen wir uns, wie Planung gelingen kann, wenn der Horizont unklar ist.

Wir sprechen über das Aussprechen von Träumen, über kurzfristige und langfristige Ziele – und darüber, wie ihr als Paar mit Rückschlägen umgehen könnt, ohne den gemeinsamen Weg zu verlieren.

In **Kapitel 12 „Zusammen Abschied und Neuanfang erleben"** wird es um die vielleicht schwerste, aber auch verbindendste Aufgabe gehen:

Über Endlichkeit zu sprechen, Erinnerungen bewusst zu gestalten und einen gemeinsamen inneren Raum zu schaffen – für alles, was war, ist und vielleicht noch kommt.

Wenn ihr bereit seid, euch zu begegnen – mit allem, was da ist – dann könnt ihr inmitten der Krise etwas Wertvolles bewahren.

Und vielleicht sogar etwas Neues wachsen lassen.

Kapitel 10: Intimität und Sexualität neu entdecken

- Nähe zulassen, wenn sich alles verändert

Krebs trifft auch den Körper – und mit ihm oft auch die körperliche Beziehung. Plötzlich ist da Unsicherheit:

Darf ich dich noch so berühren wie früher?

Willst du überhaupt Nähe – oder ist sie dir unangenehm geworden?

Was passiert mit Lust, mit Zärtlichkeit, mit dem Gefühl, ein Paar zu sein?

Viele Partner berichten, dass sie sich in dieser Phase **wie auf rohen Eiern bewegen**. Dass sie nicht wissen, ob eine Berührung gerade erwünscht ist – oder zu viel.

Dass sie sich schämen, noch Sehnsucht nach Intimität zu haben, während der andere kämpft, leidet oder sich verändert fühlt.

Oder dass sie selbst keinen Zugang mehr zu ihrer eigenen Sinnlichkeit finden – weil der Kopf zu voll ist, der Alltag zu schwer oder die Distanz zu groß.

Dieses Kapitel will dich ermutigen, Nähe neu zu denken – und neu zuzulassen.

- Wir sprechen über **körperliche Veränderungen** und wie du ihnen mit Mitgefühl begegnen kannst – bei deinem Partner, aber auch bei dir selbst.
- Ich zeige dir, wie **Zärtlichkeit ganz ohne Druck** wieder einen Platz finden kann – ehrlich, vorsichtig, aber liebevoll.
- Und ich gebe dir Impulse, wie ihr als Paar **neue Formen von Intimität entdecken** könnt – jenseits von Funktion, jenseits von Erwartungen, jenseits von dem, was einmal war.

Denn Intimität ist mehr als Sexualität. Sie beginnt dort, wo zwei Menschen sich berühren – **nicht nur mit der Hand, sondern auch mit dem Herzen.**

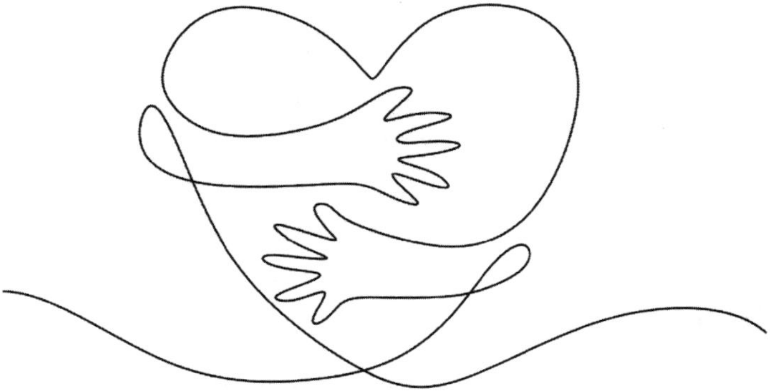

Körperliche Veränderungen annehmen

- Wenn der Körper anders wird – und Nähe trotzdem möglich bleibt

Der Körper verändert sich. Manchmal schleichend, manchmal radikal. Narben, Schläuche, Gewichtsverlust oder -zunahme, Hautveränderungen, Schmerzen, Erschöpfung, Hormonverschiebungen – die Liste ist lang.

Und auch wenn man es nicht ansprechen will: Diese Veränderungen wirken. Auf den Betroffenen selbst. Aber auch auf dich – als Partner.

Viele Menschen berichten mir, dass sie sich plötzlich unsicher fühlen:

„Ich liebe ihn doch – aber ich weiß nicht, ob ich ihn noch wie früher berühren darf."

Oder:

„Ich habe Angst, dass sie sich hässlich fühlt – wenn ich ihr zu nahe komme."

Was früher selbstverständlich war, wird auf einmal kompliziert. Und manchmal entsteht ein Schweigen, das sich tief in die Beziehung schiebt.

» Beispiel: Die erste Berührung nach der OP

Ein Besucher einer Lesung erzählte mir, dass seine Frau nach einer Brust-OP wochenlang jedes körperliche Zeichen von Nähe abgewehrt hatte. Nicht aus Ablehnung – sondern aus Scham.

„Ich hatte Angst, sie zu verletzen – sie hatte Angst, nicht mehr begehrenswert zu sein."

Er erzählte, dass es Wochen dauerte, bis sie wieder nebeneinander im Bett lagen – nicht aus Gewohnheit, sondern aus vorsichtiger, gemeinsamer Entscheidung.

„Es war kein leidenschaftlicher Moment. Aber es war unser Moment. Der Moment, in dem wir wieder angefangen haben, einander zu sehen – und nicht nur die Krankheit."

- Was körperliche Veränderungen emotional bedeuten

Der Körper ist mehr als eine Hülle. Er ist Identität, Selbstbild, Ausdruck von Lebendigkeit – und oft auch von Sexualität. Wenn sich der Körper verändert, verändert sich das Selbstgefühl.

Viele Betroffene berichten:

- von Scham
- von Entfremdung
- von einem Gefühl des Kontrollverlusts
- oder auch von einem Rückzug aus Angst vor Ablehnung

Und du als Partner?

Du stehst zwischen dem Wunsch nach Nähe und der Angst, zu überfordern. Vielleicht liebst du deinen Lieblingsmenschen genau so, wie er ist. Aber du spürst, dass deine Zärtlichkeit **nicht einfach weiterlaufen kann wie früher**.

Deshalb braucht es neue, **gemeinsame Wege**, mit den Veränderungen umzugehen.

» Was du tun kannst:

1. Sprich über das, was du siehst – behutsam

Manchmal hilft schon ein Satz wie:

„Ich sehe dich – und ich liebe dich auch so."

Oder:

„Ich bin unsicher, ob du Nähe willst – sag mir einfach, was dir gerade gut tut."

Nicht jede Veränderung muss kommentiert werden. Aber viele Erkrankte wünschen sich ehrliche, aber zärtliche Rückmeldungen – statt vorsichtigem Wegsehen.

2. Erlaube deinem Blick, neu zu werden

Du darfst traurig sein, dass sich der Körper deines Partners verändert hat. Das heißt nicht, dass du weniger liebst. Es heißt nur, dass du dich innerlich umstellen musst. Und das darfst du dir zugestehen.

Frage dich:

- Welche Berührung ist gerade möglich?
- Welche Form von Nähe fühlt sich für uns beide gut an – heute?

3. Gib euch Zeit – und kleinen Gesten Bedeutung

Ein Streicheln über den Arm. Ein vorsichtiges Händchenhalten. Ein Blick. Ein Lächeln. Zärtlichkeit beginnt oft **lange vor dem Körper**.

Wenn du spürst, dass Nähe wieder willkommen ist, könnt ihr euch langsam herantasten – **ohne Ziel, ohne Druck**.

» *Übung: Die Sprache der Nähe neu entdecken*

Wenn du magst, probiert diese Übung gemeinsam aus – oder du beginnst allein:

1. Setz dich für einen Moment ruhig hin.
2. Stell dir vor, wie du deinen Partner berührst – nicht mit einem Ziel, sondern mit einem Gefühl.
3. Frag dich: Welche Geste käme gerade aus meinem Herzen?

Notiere ein, zwei Arten von Nähe, die du dir im Moment vorstellen könntest.

Und dann – frag einfach:

„Wäre das okay für dich? Ich würde dich gern einfach so berühren. Ohne Erwartung."

Vielleicht entsteht daraus ein neuer Moment. Vielleicht auch nicht. Aber du hast eine Tür geöffnet – und das ist der erste Schritt.

Körperliche Veränderungen sind real – und sie dürfen traurig machen. Aber sie sind kein Ende von Intimität. Sie fordern euch nur heraus, **neu zu fühlen, neu zu sprechen, neu zu begegnen**.

Nicht mit alten Bildern – sondern mit neuen Blicken. Mit dem Mut, einander in dieser Phase neu kennenzulernen.

Und mit dem Vertrauen:

Liebe muss sich nicht beweisen. Sie darf einfach da sein.

Zärtlichkeit und Nähe ohne Druck

- Warum echte Berührung nichts beweisen muss

In vielen Beziehungen war körperliche Nähe vor der Diagnose etwas Selbstverständliches. Ein Kuss beim Abschied. Eine Umarmung auf dem Sofa. Sex, wenn es passte.

Doch durch die Krankheit verändert sich vieles. Nicht nur der Körper – auch das Selbstbild, die Energie, die Lust, das Vertrauen. Und manchmal schleicht sich ein Gefühl ein, das viele Paare kennen, aber selten aussprechen: **Druck**.

Druck, Nähe „wiederherzustellen". Druck, Erwartungen zu erfüllen. Druck, dass „es doch irgendwie wieder sein muss wie früher". Aber genau dieser Druck macht Nähe unmöglich. Denn Intimität entsteht nicht aus Pflicht – sondern aus Freiwilligkeit, aus Vertrauen, aus einem inneren Ja.

» Beispiel: Nähe in kleinen Gesten

Ein Leser schrieb mir von einem Moment mit seiner Frau, der ihn tief berührt hat. Nach mehreren Wochen ohne jede Berührung legte sie eines Abends im Bett plötzlich ihre Hand auf seine.

„Es war keine Einladung zu mehr. Es war einfach nur ein Zeichen: Ich bin da. Und ich sehe dich."

Er schrieb weiter, dass dieser Moment mehr für ihn bedeutete als jeder sexuelle Kontakt früher. Weil er ehrlich war. Zart. Und vollkommen **druckfrei**.

- Nähe ist nicht gleich Sexualität

Zärtlichkeit und Sexualität werden oft in einem Atemzug genannt – dabei sind sie zwei verschiedene Sprachen. Zärtlichkeit fragt nicht: „Hast du Lust?" Sondern: „Bist du da?" Sie beginnt mit einem liebevollen Blick, einem leichten Streicheln über den Arm, dem Zuhören, wenn Worte fehlen, einer gemeinsamen Tasse Tee im Bett.

Gerade wenn der Körper durch Therapie oder Schmerzen keine klassischen sexuellen Impulse zulässt, können solche kleinen Gesten Brücken schlagen, die viel tiefer reichen.

» *Was du tun kannst*

1. Sprecht offen über Nähe – ohne Ziel

Statt: „Wann hatten wir eigentlich das letzte Mal Sex?“ – lieber: „Ich vermisse es, dir einfach nah zu sein – gibt es eine Form von Nähe, die sich gerade gut anfühlt für dich?“

Diese Offenheit kann Spannungen lösen. Denn wenn klar ist, dass keine Erwartung mitschwingt, fällt es viel leichter, sich zu öffnen.

2. Erinnert euch an eure eigene Sprache der Zärtlichkeit

Jedes Paar hat eine eigene Form von Nähe. Vielleicht ist es Musik. Tanzen in der Küche. Gemeinsam lesen. Manche Nähe hat nichts mit Berührung zu tun – und kann doch unglaublich verbindend sein.

Frage dich: Wann habt ihr euch das letzte Mal verbunden gefühlt – jenseits von Körperlichem? Was könnte davon heute wieder Raum bekommen?

3. Gebt euch Zeit – und nehmt euch den Druck

Es geht nicht darum, „zurück in die Intimität“ zu finden. Es geht darum, neue Wege der Nähe zu entdecken – in diesem neuen Kapitel eurer Beziehung. Und das braucht Mut, Geduld – und manchmal auch ein bisschen Humor.

Manchmal ist es eine Berührung am Rücken. Ein sanftes Streicheln über die Hand. Oder das gemeinsame Schweigen im Halbdunkel. Es müssen keine großen Gesten sein. Nur ehrliche. Nähe bedeutet nicht, dass alles sein muss wie früher. Nähe bedeutet: Ich darf sein, wie ich bin – und du darfst das auch.

Neue Formen von Intimität

- Was Nähe heute für euch bedeuten kann

Intimität – das ist ein großes Wort. Für viele ist es untrennbar mit Sexualität verbunden. Mit Leidenschaft, mit gegenseitigem Begehren. Aber was, wenn genau das in einer bestimmten Lebensphase nicht mehr möglich ist – oder sich nicht mehr richtig anfühlt?

Viele Paare erleben nach einer Krebsdiagnose, dass ihre bisherige Vorstellung von Intimität ins Wanken gerät. Manches ist körperlich nicht mehr möglich. Manches fühlt sich fremd an. Manches ist einfach nicht mehr wichtig. Dafür kann etwas anderes entstehen: **eine neue Tiefe von Nähe**, die vielleicht leiser ist – aber nicht weniger bedeutungsvoll.

» Beispiel: Rituale statt Routine

Eine Leserin schrieb mir, dass sie und ihr Mann früher sehr körperlich gewesen seien. Nach seiner Diagnose, so erzählte sie, sei das zunächst komplett weggefallen. Aus Unsicherheit, aus Rücksicht, aus Erschöpfung. Aber irgendwann hätten sie ein neues, stilles Ritual eingeführt:

„Jeden Abend, wenn wir im Bett lagen, haben wir einander fünf Dinge gesagt, die wir an diesem Tag schön fanden. Es waren oft ganz kleine Sachen – eine Tasse Kaffee, ein Lächeln, eine Nachricht von unserer Tochter. Aber es war ein Moment ganz für uns."

Diese Form von Intimität hatte nichts mit Körperlichkeit zu tun – und war doch zutiefst verbindend.

Sie sagte:

„Es war, als würden wir einander jeden Abend neu begegnen – und erinnern, warum wir zusammen sind."

- Intimität bedeutet: sich zeigen

Intimität heißt nicht automatisch Berührung. Es bedeutet: Ich lasse dich an mich heran. Ich teile Gedanken, Erinnerungen, Wünsche, Ängste. Ich bin bei dir – nicht nur als Helfer oder als Beobachter, sondern als Mensch, als Partner.

Vielleicht sieht eure neue Form von Intimität so aus:

- gemeinsam im Lieblingsbuch lesen
- zusammen Fotos anschauen
- alte Urlaubserinnerungen durchgehen
- gemeinsam Musik hören
- sich gegenseitig Geschichten von früher erzählen

Oder auch: einander in den Arm nehmen, ohne zu sprechen. Oder sich beim Zähneputzen im Spiegel kurz anlächeln.

Intimität ist oft leise. Aber sie wirkt tief.

» *Was du tun kannst*

1. Macht euch frei von alten Erwartungen

Fragt euch ehrlich: Was bedeutet Intimität für uns – heute? Was wünschen wir uns voneinander, ganz unabhängig von der Vergangenheit? Was fühlt sich leicht an – und was gerade nicht?

Ihr müsst nichts zurückholen. Ihr dürft neu gestalten.

2. Probiert neue Formen von Nähe aus

Vielleicht ist es ein gemeinsames Einschlafritual. Vielleicht ein abendlicher Spaziergang, bei dem ihr gar nicht viel redet. Vielleicht das Kochen eines alten Lieblingsgerichts – nicht zum Essen, sondern einfach als Erinnerung an frühere Zeiten.

Auch ich habe nach meiner Diagnose vieles neu erlebt. Körperlich war kaum etwas möglich. Aber ich erinnere mich an einen Moment, in dem meine Frau einfach neben mir auf dem Sofa saß, ihre

Hand auf meinem Arm. Wir haben nichts gesagt. Es war kein großer Augenblick. Aber ich wusste: Sie ist da. Das war für mich intime Nähe.

3. Bleibt im Gespräch – auch über das, was fehlt

Intimität bedeutet auch, ehrlich zu sagen, was man vermisst. Ohne Vorwurf, ohne Schuld. Einfach aus dem Bedürfnis heraus, gesehen zu werden. Vielleicht ist das nicht sofort lösbar – aber oft hilft schon, dass es überhaupt ausgesprochen wird.

Eure Beziehung darf sich verändern. Eure Nähe darf eine neue Sprache finden. Vielleicht weniger laut, weniger körperlich – aber nicht weniger tief.

Denn wahre Intimität braucht nicht unbedingt Haut.

Sie braucht **Wahrhaftigkeit, Präsenz und Bereitschaft**.

Fazit zum Kapitel

- Intimität verändert sich – aber sie verschwindet nicht.

Wenn eine Krankheit das Leben auf den Kopf stellt, verändert sich auch die Nähe zwischen zwei Menschen. Vielleicht ist weniger möglich. Vielleicht ist manches unsicher, schmerzhaft oder ungewohnt. Aber Nähe braucht keinen festen Rahmen. Sie braucht nur euch.

Körperliche Veränderungen dürfen traurig machen – aber sie sind kein Hindernis für Zärtlichkeit. Echte Berührung beginnt nicht auf der Haut, sondern im Herzen. Und sie entsteht dort, wo zwei Menschen sich ehrlich begegnen, ohne Erwartungen, ohne Masken, ohne Druck.

Ihr dürft neue Wege der Nähe finden. Leise Wege. Kreative Wege. Wege, die zu euch passen – genau so, wie ihr jetzt seid. Vielleicht entdeckt ihr dabei eine neue Tiefe in eurer Beziehung. Eine stille Vertrautheit, die nicht nur verbindet, sondern trägt.

Intimität ist kein Ziel. Sie ist ein Raum, den ihr euch gegenseitig öffnet.

Mit Mut. Mit Sanftheit. Und mit dem Wissen:

Ihr seid euch nah – auch wenn sich vieles verändert hat.

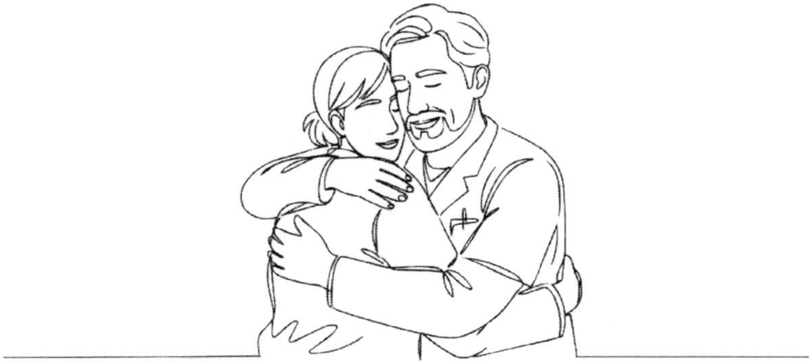

Kapitel 11: Zukunftsplanung zwischen Hoffnung und Angst

- Wie ihr gemeinsam weiterdenken könnt, auch wenn nicht alles planbar ist

Krebs verändert den Blick nach vorn. Vielleicht hattet ihr Pläne, Träume, Urlaubsziele, Projekte. Dinge, auf die ihr hingearbeitet habt. Doch plötzlich scheint alles unter einem großen Fragezeichen zu stehen.

Was ist noch möglich? Was dürfen wir hoffen? Was ist mit der Angst, dass alles anders kommt?

Viele Paare erleben nach der Diagnose, dass sie den Blick in die Zukunft scheuen. Aus Angst vor Enttäuschung. Aus Vorsicht. Oder aus Rücksicht.

„Ich wollte ihn nicht belasten mit Wünschen, von denen ich selbst nicht wusste, ob sie realistisch sind", schrieb mir einmal eine Leserin.

Doch gerade in Zeiten der Unsicherheit ist es wichtig, nicht nur im Jetzt zu funktionieren – sondern **auch nach vorn zu fühlen**. Auch wenn das Neue zart ist, zerbrechlich oder ungewohnt.

Zukunftsplanung heißt nicht, alles zu kontrollieren. Es heißt: **dem Leben wieder einen Rahmen geben**.

Ein Ziel. Eine Richtung. Einen Sinn.

In diesem Kapitel beschäftigen wir uns mit genau diesen Fragen:

In „**Wünsche und Träume aussprechen**" schauen wir darauf, wie du deine Sehnsüchte nicht verdrängst, sondern liebevoll mit deinem Partner teilen kannst – auch wenn manche Träume vielleicht nicht mehr so weit in der Ferne liegen dürfen.

In „**Kurzfristige und langfristige Ziele**" lernst du, wie sich Planung neu denken lässt – nicht trotz, sondern mit der Krankheit. Denn auch ein Wochenendausflug kann ein Meilenstein sein. Und ein nächstes Weihnachten kann ein mutiges Ziel werden.

In „**Mit Rückschlägen umgehen**" geht es schließlich darum, wie ihr miteinander umgehen könnt, wenn Pläne sich zerschlagen – ohne Schuld, ohne Resignation, aber mit einem offenen Herzen für neue Wege.

Denn das Leben endet nicht mit der Diagnose.

Es beginnt in vielen Dingen noch einmal neu – leiser, bewusster, vielleicht achtsamer. Und auch wenn die Zukunft nicht planbar ist:

Sie ist gestaltbar. Gemeinsam.

Wünsche und Träume aussprechen

- Warum es wichtig ist, das Herz offenzuhalten – auch in schwierigen Zeiten

Eine Krebsdiagnose stellt vieles in Frage – besonders das, was wir uns für die Zukunft erhofft hatten. Reisen, neue Lebensprojekte, vielleicht sogar Kinderwunsch oder der gemeinsame Umzug aufs Land. Und plötzlich liegt all das unter einem Schleier aus Unsicherheit.

Manche Menschen schweigen darüber. Aus Angst, den anderen zu überfordern. Oder aus dem Gefühl, dass es jetzt „unpassend“ wäre, Wünsche zu äußern.

Aber gerade jetzt ist es wichtig, sich nicht selbst zu verlieren. Und auch als Partner darfst du Wünsche und Träume haben – für euch beide, für dich allein, für den gemeinsamen Weg.

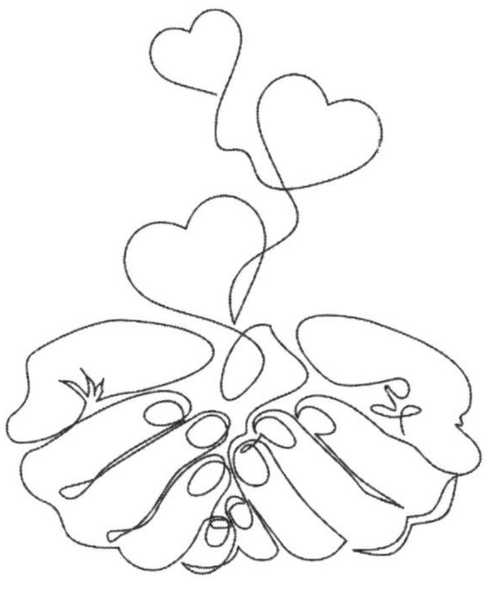

» Beispiel: Der kleine Traum vom Meer

Ein Leser erzählte mir, dass seine Frau nach ihrer Operation oft von einem bestimmten Strand sprach, den sie in ihrer Jugend besucht hatte.

„Aber es war kein Wunsch. Es war eher ein Seufzer – als wäre das Tema abgeschlossen."

Er spürte, dass sie sich nicht mehr traute, etwas zu hoffen. Also machte er aus ihrem Gedanken einen Vorschlag:

„Wenn du magst, fahren wir da einfach hin – auch wenn's nur für zwei Tage ist."

Zuerst wich sie aus. Aber zwei Wochen später stand plötzlich ihr gepackter Rucksack da. Sie fuhren los. Der Strand war grau, das Wetter kühl – aber sie standen barfuß im Sand.

Er sagte:

„Es war kein perfekter Moment. Aber es war unser Moment. Und ich glaube, er hat etwas in ihr geheilt."

- *Warum Wünsche oft unterdrückt werden*

Viele Partner berichten mir, dass sie ihre Sehnsüchte zurückhalten – aus Rücksicht, aus Angst, aus Unsicherheit.

Typische Gedanken sind:

- „Ich will ihn nicht unter Druck setzen."
- „Was, wenn wir das doch nicht schaffen?"
- „Vielleicht wirkt das egoistisch."

Aber genau dieses Schweigen schafft oft mehr Distanz als die Wünsche selbst. Denn Träume sind kein Luxus. Sie sind ein Zeichen von **innerem Leben**.

Und auch wenn nicht alle Träume realisierbar sind – sie auszusprechen, kann Nähe und Hoffnung schenken.

» Was du tun kannst

1. Räume euch bewusst Platz für Träume ein

Vielleicht hilft ein Ritual – ein „Wunschabend" bei Kerzenlicht, ein Spaziergang, bei dem ihr euch fragt:

„Was würdest du tun, wenn alles möglich wäre – für einen Tag, eine Woche, einen Moment?"

Es geht nicht darum, etwas sofort umzusetzen. Sondern darum, wieder miteinander zu träumen.

2. Achte auch auf deine eigenen Wünsche

Du darfst auch Sehnsüchte haben, die du nicht mit dem anderen teilen kannst – oder willst. Vielleicht ist es ein Moment für dich allein. Eine Fortbildung. Ein Gedanke an die Zeit nach der Therapie.

Schreibe auf, was dich innerlich zieht. Auch wenn es noch fern scheint. Denn deine Träume sind nicht egoistisch – sie sind ein Zeichen deiner Lebendigkeit.

3. Sprich offen – auch über Grenzen

Wenn du das Gefühl hast, dass ein Wunsch zu viel sein könnte, sprich ihn trotzdem aus. Aber füge hinzu:

„Ich weiß, das ist vielleicht unrealistisch – aber es bedeutet mir etwas, es mit dir zu teilen.“

Manche Träume werden real. Andere bleiben Visionen. Aber jeder ausgesprochene Wunsch schafft Verbindung.

Wünsche sind Brücken – zwischen dem Heute und dem Morgen. Auch wenn ihr nicht alles umsetzen könnt, dürft ihr alles fühlen.

Denn genau darin liegt Hoffnung: Nicht im Erreichen – sondern im **gemeinsamen Erträumen**.

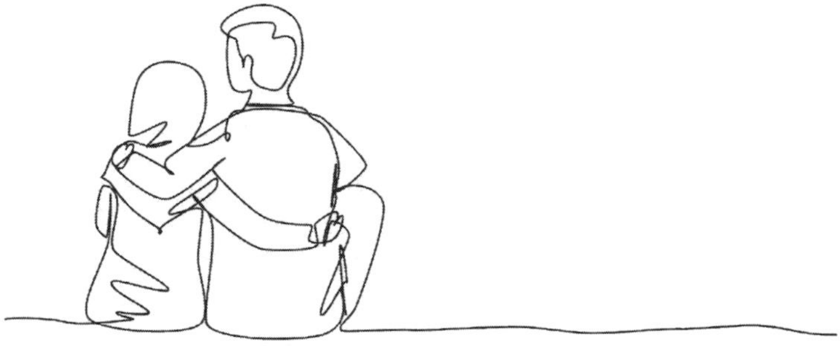

Kurzfristige und langfristige Ziele

- Wie ihr dem Leben wieder Richtung geben könnt – auch mit kleinen Schritten

Nach einer Krebsdiagnose verändert sich das Zeitempfinden. Was vorher selbstverständlich erschien – Urlaubspläne, Familienfeste, berufliche Ziele – wirkt plötzlich unsicher oder sogar unerreichbar.

Viele Partner berichten mir, dass sie Angst haben, sich überhaupt noch auf etwas zu freuen. Aus Sorge, enttäuscht zu werden. Aus dem Gefühl heraus, dass „nichts mehr planbar" ist.

Doch genau in dieser Unsicherheit liegt eine Chance: den Blick auf das Machbare zu lenken. Auf das, was heute, morgen oder in zwei Wochen möglich ist – statt auf das, was vielleicht nie mehr sein wird.

Denn: Planung ist nicht nur ein organisatorischer Akt. Sie ist ein Ausdruck von Lebendigkeit. Von Hoffnung. Von Gestaltungskraft. Und sie darf sich verändern – mit dem Verlauf der Erkrankung, mit der Kraft, mit dem Mut.

» Beispiel: Vom Kalender zur Kraftquelle

Ein Leser erzählte mir, dass er mit seiner Frau vor der Diagnose einen gemeinsamen Kalender geführt hatte – voll mit Terminen,

Restaurantbesuchen, Konzerten. Nach der Diagnose ließen sie den Kalender leer.

„Es war, als hätten wir das Leben auf Pause gedrückt."

Wochen später schlug seine Frau vor, dass sie wenigstens eine kleine Sache pro Woche eintragen – egal wie unscheinbar. Ein gemeinsames Frühstück, ein Anruf bei Freunden, ein Filmabend.

„Am Anfang wirkte es wie ein Alibi gegen die Leere. Aber dann wurde es zu einem Anker. Der Kalender hat uns gezeigt: Wir leben noch. Und wir machen etwas daraus."

- Warum Ziele uns Orientierung geben

Ziele schenken Richtung. Gerade in einer Phase, in der so vieles fremdbestimmt ist – Arzttermine, Blutwerte, Therapien – schaffen eigene Vorhaben einen Gegenpol. Sie holen ein Stück Selbstbestimmung zurück. Und sie helfen, Struktur in den Alltag zu bringen.

Doch während früher Jahrespläne oder große Reisen im Vordergrund standen, dürfen Ziele jetzt kleiner, achtsamer, flexibler gedacht werden. Ein kurzer Spaziergang. Ein Besuch im Park. Eine schöne Mahlzeit. Ein Buch gemeinsam beginnen.

Solche Mikroziele stärken das Gefühl von Kontrolle – und von Verbindung. Sie erinnern daran, dass es neben der Krankheit noch ein anderes Leben gibt.

» Was ihr tun könnt

1. Denkt in machbaren Etappen:

Statt „Was möchten wir dieses Jahr noch machen?" fragt lieber: „Was würde uns in den nächsten Tagen guttun?"

Die Zeiträume dürfen klein sein – eine Woche, ein Tag, ein Nachmittag. Zielsetzung heißt jetzt nicht: große Projekte. Zielsetzung heißt: bewusste Impulse setzen, die euch Halt geben.

2. Verbindet Ziele mit Ritualen:

Manche Paare entwickeln kleine Wochenrituale. Der Samstagmittag auf dem Balkon. Der Sonntagabend mit einem bestimmten Lied. Der Mittwochsspaziergang – auch wenn er nur fünf Minuten dauert.

Solche festen Punkte im Kalender schaffen Verlässlichkeit in einer unbeständigen Zeit.

3. Führt eine Ziel- oder Wunschliste:

Notiert euch gemeinsam auf einem Blatt oder in einer App:

- Dinge, die ihr kurzfristig umsetzen möchtet
- Wünsche, die gerade unrealistisch wirken, aber euch Kraft geben
- Ideen, die ihr einfach einmal sammeln wollt – ohne Pflicht, ohne Frist

Allein das Formulieren solcher Wünsche wirkt bereits aktivierend. Ihr gebt eurer Verbindung Raum – jenseits von Funktion und Pflege.

4. Sprecht offen über Hoffnung – und über Angst:

Vielleicht fällt es schwer, einen Wunsch zu äußern, weil er sich zu groß anfühlt. Oder weil die Angst vor der Enttäuschung zu stark ist.

Dann kann ein Satz helfen wie: „Ich weiß nicht, ob es klappt – aber ich würde so gern …"

Dieses vorsichtige Aussprechen ist keine Schwäche. Es ist ein Zeichen von innerer Stärke.

5. Denk auch an Ziele für dich allein:

Als Partner bist du mehr als Begleiter. Du hast eigene Bedürfnisse, eigene Ideen, eigene Kraftquellen. Vielleicht ist es ein eigenes Projekt, das dir guttut. Ein Kurs. Eine kreative Tätigkeit. Ein Treffen mit Freunden.

Diese Ziele sind kein Egoismus – sie sind Selbstfürsorge. Und sie helfen dir, für den anderen da zu sein.

» Mein persönlicher Weg: Von der Biotop-Bank zum Extremwandern

In meiner eigenen Krankheitszeit war mein Radius sehr begrenzt. Große Pläne machten mir Angst. Aber ich begann, mir kleine Ziele zu setzen. Zuerst wollte ich es wieder zur Bank im nahen Biotop schaffen. Dann ein paar Schritte mehr. Dann ein täglicher Spaziergang mit meiner Frau – ohne viel reden, einfach nur gemeinsam.

Diese kleinen Etappen gaben mir Struktur – und mit der Zeit auch wieder Lebensfreude. Heute gehe ich Strecken bis zu 80 Kilometer – aber angefangen hat alles mit einer kurzen Strecke bis zur Bank.

Das Ziel war nie die Entfernung. Das Ziel war: Ich will mich wieder bewegen. Ich will etwas wollen dürfen.

Ziele müssen sich nicht groß anfühlen. Sie müssen sich stimmig anfühlen.

Wenn ihr gemeinsam schaut, was möglich ist – heute, nächste Woche, nächsten Monat – dann entsteht neue Verbindung. Nicht trotz der Krankheit. Sondern genau wegen ihr.

Denn die Bereitschaft, wieder zu planen, ist oft der erste Schritt zurück in ein Leben, das euch gehört. Gemeinsam. Echt. Und offen für das, was noch kommen darf.

Mit Rückschlägen umgehen

- Wie ihr gemeinsam stark bleibt, wenn Pläne zerbrechen

Es gehört zu den schwersten Momenten auf dem Weg durch eine Krebserkrankung:

Wenn sich etwas verschlechtert. Wenn eine Therapie nicht wie erhofft wirkt. Wenn neue Symptome auftreten oder ein Rückfall droht.

Oft kommen diese Rückschläge plötzlich – mitten in einem hoffnungsvollen Abschnitt, in einer Phase der Stabilität oder in einen gerade gefassten Plan.

Und genau deshalb schmerzen sie so sehr. Weil sie Hoffnung erschüttern. Weil sie das mühsam aufgebaute Vertrauen ins Leben wieder ins Wanken bringen. Und weil sie so tief in unsere Sehnsucht nach Sicherheit eingreifen.

Rückschläge sind nicht nur medizinische Ereignisse. Sie sind emotionale Erdbeben. Für die Betroffenen selbst – aber auch für ihre Partner. Denn oft stehen die Angehörigen machtlos daneben, versuchen zu trösten, zu halten, zu stabilisieren – und verlieren dabei selbst den Boden unter den Füßen.

» Beispiel: Das geplatzte Wochenende

Eine Leserin aus meiner LovelyBooks-Runde zu „Diagnose Krebs – Nebenwirkungen in der Therapie effektiv meistern" erzählte mir von einem Wochenendtrip, den sie mit ihrem Mann geplant hatte. Es sollte ihr erstes gemeinsames Ziel nach der dritten Chemo sein – eine kleine Pension, zwei Stunden Fahrt, keine Verpflichtungen.

„Wir hatten uns beide so sehr darauf gefreut."

Doch am Morgen der Abreise bekam er plötzlich Fieber – und musste ins Krankenhaus.

„Ich war traurig, wütend, hilflos. Nicht auf ihn. Sondern auf die Krankheit. Ich habe im Auto geweint, weil ich spürte, wie sehr uns dieses Wochenende als Zeichen gefehlt hat: Dass noch etwas geht. Dass wir noch etwas vorhaben dürfen."

Erst einige Tage später, als sie sich wieder gesammelt hatten, wurde ihnen klar: Auch wenn die Reise nicht stattfand, hatten sie gemeinsam gehofft. Gemeinsam geplant. Gemeinsam geträumt. Und allein das war schon heilsam gewesen.

- *Warum Rückschläge so tief treffen*

Ein Rückschlag kratzt nicht nur an den äußeren Umständen. Er berührt die innersten Hoffnungen. Er wirft Fragen auf: Dürfen wir überhaupt noch planen? Ist es falsch, zu träumen? Haben wir uns zu früh gefreut?

Er erzeugt oft ein Gefühl von Schuld – beim Erkrankten, der sich verantwortlich fühlt („Jetzt haben wir wieder alles absagen müssen") und beim Partner, der hadert („Ich hätte das nicht zulassen sollen").

Dabei ist ein Rückschlag kein persönliches Versagen. Und kein Rückschritt bedeutet, dass alle Schritte davor wertlos waren.

Die Enttäuschung ist real – aber sie darf Raum bekommen. Ohne Schuldzuweisung. Ohne Rückzug. Sondern im offenen Miteinander.

» Was ihr tun könnt

1. Erlaubt euch Trauer und Wut – ohne Bewertung:

Es ist völlig legitim, enttäuscht zu sein. Traurig, erschöpft, frustriert. Ihr müsst euch nicht gegenseitig starkreden. Manchmal hilft es mehr, sich einfach gegenseitig zuzugestehen: „Das tut weh."

Wichtig ist nur, dass ihr den Schmerz nicht gegeneinander richtet.

2. Reduziert die Bedeutung des Moments – nicht die Beziehung:

Ein Rückschlag bedeutet nicht, dass alles umsonst war. Vielleicht ist das konkrete Ziel zerbrochen – aber die Verbindung, das gemeinsame Wollen, das füreinander Dasein bleibt.

Manchmal ist allein das Planen ein Zeichen von Hoffnung. Und allein das Miteinander eine Kraftquelle.

3. Formuliert neue, kleinere Impulse:

Wenn ein großer Plan scheitert, hilft oft ein ganz kleiner: eine Tasse Tee, ein Gespräch, ein kurzer Spaziergang. So entsteht aus der Enttäuschung heraus eine neue Bewegung. Kein Ersatz – aber ein Anfang.

4. Sprecht über eure Ängste – aber bleibt nicht in ihnen stecken:

Rückschläge machen verletzlich. Und sie zeigen: Nichts ist sicher. Aber in dieser Offenheit liegt auch eine besondere Nähe.

Wer sich in seiner Angst zeigt, erlaubt dem anderen, wirklich da zu sein.

Wichtig ist nur: Nicht die Angst soll dominieren – sondern das Mitgefühl füreinander.

5. Erinnert euch daran, was schon war:

Schaut gemeinsam zurück auf Momente, die gelungen sind. Auf kleine Etappen, die ihr erreicht habt. Auf Schritte, die euch getragen haben. Rückschläge drohen, all das zu überschreiben.

Aber ihr dürft euch bewusst dagegenstellen. Indem ihr euch erinnert: Wir haben schon viel geschafft.

Ich erinnere mich an einen Rückschlag während meiner eigenen Therapiezeit. Ich hatte gerade wieder begonnen, größere Runden von 10 bis 20 Kilometer zu gehen. Ich fühlte mich stabil für die ersten 30 Kilometer. Dann kam ein Infekt – und ich war plötzlich zurück im Bett, kraftlos, entmutigt. Ich weiß noch, wie meine Frau sich einfach neben mich setzte und sagte:

„Dann eben später. Du musst nicht funktionieren.
Ich bleib hier."

Dieser Moment hat mich sehr berührt. Er zeigte mir: Auch wenn es nicht vorangeht – wir sind nicht allein.

Rückschläge sind Teil des Weges. Nicht angenehm. Nicht fair. Aber auch nicht das Ende. Es geht nicht darum, alles zu schaffen. Es geht darum, weiter zu atmen. Weiter zu fühlen. Und irgendwann – weiterzugehen. In eurem Tempo. In eurer Verbindung.

Und mit dem Wissen: Auch nach Rückschritten gibt es wieder Schritte nach vorn. Vielleicht kleinere. Vielleicht langsamere. Aber immer wieder neue.

Fazit zum Kapitel

Zukunft fühlt sich nach einer Krebsdiagnose oft an wie ein unsicheres Gelände. Der Boden schwankt, Pläne wirken zerbrechlich, und Träume scheinen zu groß für das Jetzt. Aber genau in dieser Unsicherheit liegt eine Kraft: die Möglichkeit, neue Wege zu finden – leiser, achtsamer, näher an euch selbst.

Wünsche und Träume dürfen ausgesprochen werden, auch wenn nicht alle realistisch erscheinen. Ziele – ob groß oder klein – geben Orientierung. Sie helfen, wieder Handlungsspielraum zu spüren, auch wenn vieles fremdbestimmt ist. Und Rückschläge, so schmerzhaft sie sind, gehören zum Weg.

Es ist nicht das Scheitern an einem Plan, das zählt – sondern der Mut, überhaupt wieder zu planen.

Was euch trägt, ist nicht die Sicherheit. Es ist eure Verbindung. Die Bereitschaft, euch gegenseitig zuzuhören, Raum zu geben und gemeinsam nach vorne zu schauen.

Mit jedem kleinen Schritt wächst Vertrauen. In euch. In das Leben. In das, was euch noch erwartet – auch wenn es anders kommt als gedacht.

Kapitel 12: Zusammen Abschied und Neuanfang erleben

- Zwischen Loslassen, Erinnern und einem neuen Blick auf das Leben

In jeder Partnerschaft gibt es Abschiede. Kleine, stille, fast unbemerkte – wie ein gemeinsames Ritual, das verloren geht. Und große, schmerzliche – wie das Wissen, dass eine gemeinsame Zukunft nicht mehr selbstverständlich ist.

Eine Krebserkrankung wirft euch oft beides entgegen. Den schleichenden Verlust von Alltäglichem – und die große, existenzielle Frage:

Was, wenn wir nicht mehr viel Zeit haben?

Viele Paare verdrängen diesen Gedanken – aus Angst, dass er Hoffnung zerstört. Andere wiederum bleiben in der Sorge hängen und verlieren das Hier und Jetzt.

Dieses Kapitel lädt dich dazu ein, einen anderen Weg zu gehen: den Weg der bewussten Auseinandersetzung. Nicht als düsteres Kapitel – sondern als Möglichkeit, dem Leben mehr Tiefe zu geben.

Denn Abschied bedeutet nicht nur Verlust. Abschied bedeutet auch: innehalten, würdigen, gestalten. Und manchmal auch: neu beginnen.

In diesem Kapitel gehen wir gemeinsam durch drei Themen, die euch helfen können, diese oft tabuisierte, aber zutiefst verbindende Zeit zu gestalten:

In „**Über die Endlichkeit sprechen**“ erfährst du, wie du das Thema Tod und Vergänglichkeit mit deinem Partner ansprechen kannst – ehrlich, behutsam, und so, dass Nähe statt Angst entsteht.

In „**Gemeinsame Abschiedsrituale**“ zeigen wir dir, wie Rituale – ob klein oder groß – helfen können, Unaussprechliches zu benennen, Verbindung zu schaffen und Halt zu geben.

In „**Erinnerungen schaffen und festhalten**“ geht es schließlich darum, wie ihr das Leben in seiner Tiefe bewahren könnt – in Worten, Gesten, Bildern, Momenten. Nicht nur für später. Sondern auch für jetzt.

Vielleicht ist es nicht einfach, sich auf dieses Kapitel einzulassen. Aber vielleicht ist es genau deshalb eines der wichtigsten. Weil es zeigt:

Auch das Ende kann eine gemeinsame Zeit sein.

Und jeder bewusste Moment darin ist ein Anfang – von Nähe, von Würde, von echtem Leben.

Über die Endlichkeit sprechen

- Wie ihr das Thema Tod nicht ausklammert, sondern gemeinsam Halt darin findet

Kaum ein Thema ist in einer Partnerschaft so präsent und gleichzeitig so unausgesprochen wie der Tod – besonders, wenn eine schwere Erkrankung wie Krebs das gemeinsame Leben erschüttert.

Die Endlichkeit ist plötzlich kein theoretisches Konzept mehr. Sie steht im Raum, still, spürbar, oft unausgesprochen. Und gerade weil sie so schwer wiegt, wird sie häufig verschwiegen.

Aus Angst. Aus Rücksicht. Aus Hilflosigkeit.

Viele Partner möchten den oder die Erkrankte nicht zusätzlich belasten. Sie schlucken ihre eigenen Sorgen hinunter, spielen Stärke, auch wenn ihnen selbst die Knie zittern.

Gleichzeitig spüren viele Betroffene sehr genau, dass da etwas Unausgesprochenes zwischen ihnen steht – ein Schatten, der schwerer ist als jedes Wort. So entsteht ein Schweigen, das trennen kann. Obwohl eigentlich Nähe gebraucht wird.

Dieses Kapitel lädt dich ein, das Schweigen vorsichtig zu öffnen. Nicht um Schreckensszenarien durchzudiskutieren – sondern um Raum zu schaffen für Ehrlichkeit, für Verbindung, für Würde.

Denn über die Endlichkeit zu sprechen, heißt nicht, das Leben aufzugeben. Es heißt, es ernst zu nehmen. In seiner Tiefe. In seiner Zerbrechlichkeit. Und in seiner Bedeutung.

- Beispiel: Eine Einladung zur Ehrlichkeit

Eine Leserin schrieb mir von einem sehr stillen, sehr mutigen Abend mit ihrem Mann. Sie hatten wochenlang gespürt, dass sich etwas veränderte. Die Behandlung schlug nicht mehr wie erhofft an, er war oft erschöpft, zog sich zurück.

Als sie ihn einmal auf dem Balkon sitzen sah, ganz ruhig, mit einem leeren Blick, setzte sie sich einfach dazu und sagte:

„Ich hab das Gefühl, du denkst gerade an Dinge, über die du nicht sprechen möchtest. Du musst nicht. Aber wenn du willst – ich bleib bei dir.“

Es dauerte lange, bis er etwas sagte. Dann kamen nur wenige Worte:

„Ich habe Angst, dass das unser letzter Sommer ist.“

Sie antwortete nicht sofort. Aber sie nahm seine Hand. Und diese Berührung war der Anfang eines Gesprächs, das ihnen beiden half.

Nicht, weil es Lösungen brachte. Sondern weil es Verbundenheit schuf. Eine neue Form von Nähe, getragen von Ehrlichkeit.

- *Warum das Thema Tod so schwer anzusprechen ist*

In unserer Gesellschaft ist der Tod oft etwas, das ausgeblendet wird. Wir sprechen nicht darüber, wir planen nicht damit – und wenn er dann plötzlich näher rückt, fehlen uns die Worte.

Viele Menschen denken: Wenn ich es anspreche, wird es real. Oder: Wenn ich stark bin, muss ich so etwas nicht thematisieren.

In Beziehungen kommt noch ein weiteres Dilemma hinzu: Beide wollen den anderen schützen. Die Erkrankte will dem Partner keine Angst machen. Der Partner will die Hoffnung nicht zerstören.

Und so entstehen Schweigeabsprachen, ohne dass je darüber gesprochen wurde.

Dabei wünschen sich viele Betroffene – bewusst oder unbewusst – genau das Gegenteil: nicht allein zu sein mit ihren Gedanken über das Ende. Nicht still zu sterben inmitten von funktionierendem Alltag.

Sondern gesehen zu werden – als ganzer Mensch. Mit Hoffnung. Und mit Angst.

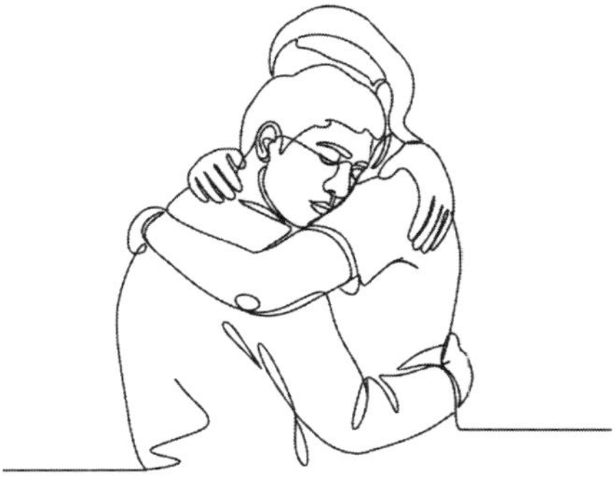

» *Was du tun kannst*

1. Schaffe einen sicheren Rahmen für das Gespräch:

Sprich das Thema nicht zwischen Tür und Angel an, nicht unter Druck. Warte auf einen ruhigen Moment. Vielleicht einen Abend, an dem ihr gemeinsam sitzt, ohne Ablenkung. Und beginne vorsichtig.

Ein Satz wie

„Ich habe das Gefühl, dass es da etwas gibt, das dich belastet. Und ich möchte da sein – auch für das Schwere."

kann mehr bewirken als jede perfekt formulierte Frage.

2. Habe keine Angst vor Tränen – deine oder seine:

Wenn Tränen kommen, lass sie zu. Tränen sind keine Schwäche, sondern eine Reaktion auf etwas Echtes.

Manchmal ist es nicht das Gespräch, das heilt – sondern die Erlaubnis, nicht stark sein zu müssen.

3. Sprich nicht nur vom Sterben – sondern auch vom Leben:

Die Endlichkeit anzusprechen bedeutet nicht, das Ende zu planen. Es kann auch bedeuten: Welche Erinnerungen möchten wir noch schaffen? Welche unausgesprochenen Dinge möchten wir noch sagen? Welche Gesten wollen wir einander noch schenken?

4. Respektiere, wenn dein Gegenüber (noch) nicht sprechen möchte:

Manche Menschen brauchen mehr Zeit. Oder sie drücken sich auf andere Weise aus – über Musik, Fotos, Berührungen. Achte auf diese Signale. Und bleib offen, auch ohne Antworten zu erzwingen.

5. Teile auch deine eigene Unsicherheit:

Du musst keine Lösungen haben. Du darfst sagen:

„Ich weiß nicht, wie ich damit umgehen soll."

Diese Ehrlichkeit schafft Augenhöhe. Und oft auch Erleichterung.

Ich erinnere mich an einen sehr grauen Tag in meiner eigenen Therapiezeit. Meine Leukozyten waren in den Keller gerauscht und die für diesen Tag geplante Chemositzung wurde abgesagt. Ich war erschöpft, leer, voller Fragen, auf die es keine Antworten gab. Meine Frau setzte sich zu mir, sagte nichts, nahm einfach meine Hand. Und irgendwann fragte sie:

„Was wäre dir wichtig, wenn du nur noch ein paar Monate hättest?"

Ich antwortete nicht sofort. Aber ich wusste: Ich darf darüber nachdenken. Ohne Angst, dass sie mich weniger liebt. Ohne die Sorge, ihr etwas zuzumuten. Das war vielleicht eines der ehrlichsten und liebevollsten Gespräche unseres Lebens.

Über die Endlichkeit zu sprechen bedeutet nicht, aufzugeben. Es bedeutet, sich wirklich zu begegnen. Nicht in Funktion, nicht im Alltag, sondern auf der Ebene, wo es um alles geht – um Würde, um Verbundenheit, um das, was bleibt.

Wer sich traut, gemeinsam auf das Ende zu blicken, entdeckt oft auch einen neuen Anfang. Einen neuen Ton in der Beziehung. Eine Tiefe, die trägt. Und ein Gefühl von: Wir halten das aus – gemeinsam.

Gemeinsame Abschiedsrituale

- Wie Rituale euch Halt geben können – zwischen Leben, Loslassen und liebevollem Erinnern

Wenn das Ende näher rückt – sei es unausgesprochen oder durch eine konkrete Prognose – verändert sich der Alltag auf eine kaum greifbare Weise.

Plötzlich wird Zeit kostbar. Jeder Moment fühlt sich schwerer an, bedeutungsvoller. Und gleichzeitig entsteht eine tiefe Sehnsucht: nach Verbindung, nach Sinn, nach etwas, das bleibt. Etwas, das nicht vergeht, wenn Worte fehlen oder Kraft schwindet.

Genau in dieser existenziellen Phase können gemeinsame Abschiedsrituale eine stille, aber kraftvolle Brücke schlagen – zwischen Vergangenheit und Gegenwart, zwischen Angst und Nähe, zwischen dir und deinem Partner.

Viele Menschen denken beim Wort „Abschiedsritual“ zuerst an Beerdigungen oder formelle Zeremonien. Doch darum geht es hier nicht. Gemeint sind persönliche, alltägliche, innige Gesten, die euch helfen, gemeinsam zu verarbeiten, loszulassen – und gleichzeitig Halt zu finden.

Rituale, die nicht auf das Ende fokussieren, sondern auf das Leben im Jetzt. Auf das, was euch verbindet. Auf das, was euch ausmacht.

» *Beispiel: Ein Brief, jede Woche*

Eine Leserin erzählte mir von einem Ritual, das sie mit ihrem Mann eingeführt hatte, als klar wurde, dass seine Zeit begrenzt war. Einmal pro Woche schrieben sie sich gegenseitig einen Brief. Kein Abschiedsbrief – sondern einen Liebesbrief, einen Dankesbrief, eine Erinnerung. Sie lasen sich diese Briefe manchmal vor, manchmal nicht.

Als er starb, lagen über zwanzig dieser Briefe in einem kleinen Holzkästchen. Und noch Jahre später sagte sie:

„Es war, als hätte er mir eine Bibliothek aus unserer Liebe hinterlassen.“

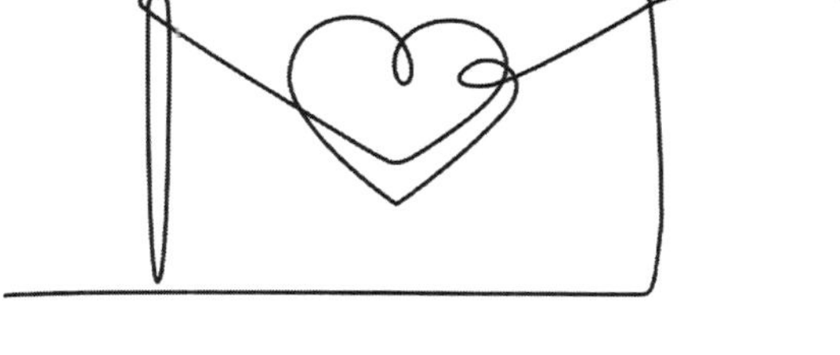

» *Warum Rituale so wertvoll sind – gerade am Ende*

In Momenten, in denen Worte fehlen oder Gefühle zu groß werden, schenken Rituale eine Form. Sie holen das Unsagbare in die Welt. Sie geben dem Inneren ein äußeres Zeichen – nicht für andere, sondern für euch.

Rituale strukturieren den Abschied, ohne ihn zu beschleunigen. Sie schenken Orientierung in einer Phase, die von Kontrollverlust geprägt ist. Und sie machen deutlich: Auch wenn wir den Verlauf der Krankheit nicht beeinflussen können – wir können gestalten, wie wir einander begegnen.

Ein Ritual muss dabei nichts Kompliziertes sein. Es kann leise sein. Wiederkehrend. Oder einmalig. Es kann im Gespräch stattfinden, in einer Geste, einem Bild, einem Lied. Wichtig ist nur: Es entsteht aus eurer Beziehung heraus. Es gehört euch.

» *Was ihr tun könnt*

1. Beginnt klein – und ehrlich:

Ein Ritual muss kein großes Ereignis sein. Vielleicht ist es ein kurzer Moment am Abend, in dem ihr euch gegenseitig sagt, was euch heute verbunden hat.

Vielleicht ist es eine Umarmung vor dem Einschlafen. Vielleicht ein bestimmter Satz – wie „Ich bin da", den ihr euch in schweren Momenten schenkt.

Der wichtigste Schritt: **bewusst machen, was sonst unbemerkt bleibt**.

2. Schafft Raum für Erinnerungsrituale:

Viele Paare beginnen, Dinge festzuhalten, die ihnen wichtig waren: Fotos, gemeinsame Lieder, kleine Notizen. Manche schreiben ein „Dankbarkeitsbuch" – mit einem Satz pro Tag. Andere legen eine Erinnerungsbox an. Oder gestalten ein Fotobuch, das nicht nur dokumentiert, sondern erzählt.

Solche Rituale wirken nach. **Und sie bleiben**.

3. Gebt dem Unausgesprochenen einen Platz:

Es kann auch heilsam sein, symbolische Rituale zu entwickeln. Eine Kerze, die ihr gemeinsam anzündet. Ein Ort, den ihr besucht. Ein Brief, den ihr schreibt – nicht unbedingt zum Lesen, sondern zum Ausdrücken.

Diese Formen erlauben euch, Dinge zu sagen, die schwerfallen. Oder einfach nur still zu fühlen: Ich bin da, und du auch.

4. Sprecht über Wünsche – auch über den Abschied hinaus:

Was wünscht sich dein Partner, wenn er nicht mehr da ist? Was möchtest du ihm mitgeben? Was wollt ihr einander sagen, solange ihr es noch könnt?

Das mag zunächst schwer wirken. Aber viele berichten, dass genau diese Gespräche ihnen Frieden geschenkt haben – und Nähe, wie sie sie nie zuvor erlebt hatten.

5. Findet Rituale, die zu euch passen – nicht zu Erwartungen:

Es gibt keine richtigen oder falschen Rituale. Was zählt, ist, dass es euch guttut. Vielleicht seid ihr stille Menschen. Dann ist ein tägliches gemeinsames Musikhören euer Ritual. Vielleicht seid ihr kreativ – dann gestaltet etwas gemeinsam. Vielleicht braucht ihr Humor – dann ist euer Ritual vielleicht ein wöchentlicher Filmabend mit Popcorn im Bett. **Ihr entscheidet**.

» *Mein persönlicher Zugang zum Thema*

In meiner eigenen Therapiezeit war das Thema Abschied spürbar – auch wenn ich es lange nicht zulassen wollte. Meine Frau und ich begannen damals mit kleinen Ritualen. Eines davon: alte Urlaubsbilder anschauen – vor allem von Ibiza, wo wir oft gewesen waren.

Wenn ein Ausflug nicht möglich war, machten wir virtuelle Spaziergänge über Google Earth, schauten uns die Orte an, die wir geliebt hatten, sprachen über Details, die nur wir kannten.

Es war, als hätten wir unser gemeinsames Leben digital wiederbelebt. Und es wurde ein stilles Ritual: Erinnerung als Verbindung.

Nicht, um festzuhalten – sondern um zu **fühlen, was uns trägt**.

Rituale können Trauer nicht aufheben. Aber sie können den Weg durch die Trauer gestalten. Sie machen Nähe spürbar, wo Worte fehlen. Sie geben euch etwas, das bleibt – selbst wenn das Leben sich verändert.

Inmitten der Ungewissheit können sie wie ein fester Anker wirken: ein Zeichen, dass ihr gemeinsam geht. Bis zuletzt. Und vielleicht sogar darüber hinaus.

Erinnerungen schaffen und festhalten

- Wie ihr das, was euch verbindet, lebendig bewahrt – für jetzt und für später

Wenn das Leben aus der Balance gerät, verändert sich auch der Blick auf das, was zählt. Vieles, das vorher wichtig war, verliert an Bedeutung.

Gleichzeitig gewinnen andere Dinge an Tiefe: ein gemeinsames Lächeln, ein Satz, der bleibt, ein Foto, das etwas erzählt.

Gerade in Zeiten schwerer Krankheit – und besonders in der letzten Lebensphase – spüren viele Menschen den Wunsch, etwas bleiben zu lassen. Etwas, das über den Moment hinauswirkt. Etwas, das trägt. Für den anderen. Für sich selbst.

Erinnerungen sind mehr als Bilder im Kopf. Sie sind Anker. Trost. Beweise gelebter Liebe. Und oft auch: eine Form von Zukunft – für die, die weiterleben.

Sie helfen, das Gemeinsame nicht zu verlieren. Sie geben Halt, wenn Worte fehlen. Und sie erlauben, Abschied und Verbindung gleichzeitig zu fühlen.

» Beispiel: Eine Box voller Stimmen

Ein Paar, das ich über eine Leserin kennenlernte, hatte eine sehr besondere Idee: Sie nahmen sich gegenseitig Sprachnachrichten auf – kleine Gedanken, Erinnerungen, Liebeserklärungen.

Manche waren nur 30 Sekunden lang. Andere mehrere Minuten. Am Anfang war es ungewohnt, fast seltsam. Doch mit der Zeit wurde es zu einem Ritual:

„Sag mir etwas, das ich nie vergessen soll."

Nach seinem Tod, so erzählte sie, hörte sie sich manchmal abends eine dieser Nachrichten an.

„Er war dann nicht mehr nur Erinnerung – er war bei mir - mit Stimme, Klang und Nähe. Ganz real."

- Warum Erinnerungen bewusst geschaffen werden sollten

In der akuten Phase der Krankheit ist oft wenig Raum für Rückblicke. Der Fokus liegt auf Terminen, Symptomen, Entscheidungen.

Doch genau in dieser Phase kann es heilsam sein, sich bewusst Zeit für das Gemeinsame zu nehmen – nicht nur für das Jetzt, sondern auch für das, was bleiben soll.

Erinnerungen entstehen nicht nur durch Zufall. Sie können gestaltet werden. Und wenn ihr das gemeinsam tut, entsteht eine neue Ebene eurer Beziehung. Nicht aus Angst vor dem Ende – sondern aus Liebe zum Leben.

Viele Menschen bereuen später, dass sie gewisse Dinge nicht gesagt, nicht festgehalten, nicht aufgeschrieben haben. Dieser Abschnitt lädt dich dazu ein, das nicht zu verschieben. Sondern jetzt damit zu beginnen. Nicht als Pflicht – sondern als Geschenk.

» *Was ihr tun könnt*

1. Sammelt kleine Erinnerungen – bewusst und wertschätzend

Ihr könnt gemeinsam eine Erinnerungsbox anlegen. Sie kann Fotos enthalten, kleine Gegenstände, Eintrittskarten, Zettel mit Lieblingszitaten oder Gerüchen (wie Lavendel oder ein bestimmtes Parfüm).

Alles, was für euch eine Geschichte erzählt. Auch das, was für Außenstehende unscheinbar ist, kann für euch kostbar sein.

2. Schreibt eure Geschichte auf – so, wie ihr sie erlebt habt

Manche Paare führen ein gemeinsames Tagebuch. Andere schreiben sich gegenseitig Briefe, die sie in einem Umschlag verschließen.

Wieder andere beantworten Fragen wie: Was haben wir gemeinsam geschafft? Worüber haben wir am meisten gelacht? Was war unsere größte Herausforderung – und wie sind wir ihr begegnet?

3. Nutzt kreative Ausdrucksformen

Ihr könnt gemeinsam malen, musizieren, ein kleines Video drehen. Manche gestalten ein Album mit handgeschriebenen Texten.

Es geht nicht um Perfektion – sondern darum, einen Ausdruck für das zu finden, was euch verbindet.

4. Sprecht über das, was weiterleben soll

Gibt es bestimmte Worte, Sätze, Lieder, die bleiben sollen? Was möchtest du deinem Partner mitgeben – für später? Was möchte er oder sie dir hinterlassen? Diese Gespräche können traurig machen. Aber noch öfter machen sie dankbar. Für das, was war. Und für das, was ist.

5. Integriert Erinnerung schon jetzt in euren Alltag

Nicht alles muss für die Zeit nachher gedacht sein. Ihr könnt Erinnerungen auch nutzen, um euch jetzt zu stärken. Hängt euer schönstes Urlaubsbild an die Wand. Hört euer Lied. Erzählt euch, wie ihr euch kennengelernt habt.

Diese Rituale holen eure Geschichte ins Heute – und machen sie lebendig.

» Mein persönlicher Zugang zum Erinnern

In meiner eigenen Therapiezeit habe ich gemerkt, wie sehr Erinnerungen tragen können – wenn man ihnen Raum gibt. Meine Frau und ich holten alte Urlaubsbilder hervor, sprachen über Begegnungen, über Lachen, über Orte, die wir geliebt hatten. Besonders oft sprachen wir über Ibiza – unsere Sehnsuchtsinsel. Das war mehr als Ablenkung – es war Erinnerung als Kraftquelle.

Später, als es mir wieder besser ging, begann ich, unser gemeinsames Erleben in Worte zu fassen – erst für mich. Dann als Buch. Und heute weiß ich: Diese Erinnerungen sind nicht nur für mich da. Sie verbinden mich mit anderen. Sie tragen weiter.

Erinnerungen zu schaffen bedeutet, das Leben zu ehren. Nicht das Leid. Nicht die Krankheit. Sondern das, was euch ausmacht. Eure Geschichte. Eure Verbindung. Euer gemeinsames Lachen.

Wenn du heute beginnst, solche Erinnerungen bewusst zu gestalten, tust du nicht nur deinem Partner etwas Gutes – sondern auch dir selbst. Denn das, was ihr schafft, bleibt. Und manchmal zeigt sich genau darin die größte Liebe: im Wunsch, etwas von sich im anderen weiterleben zu lassen.

Fazit zum Kapitel

Es braucht Mut, sich mit dem Gedanken auseinanderzusetzen, dass gemeinsame Zeit endlich sein kann. Doch gerade darin liegt eine große Kraft. Wer sich traut, Abschied nicht zu verdrängen, sondern ihn gemeinsam zu gestalten, schenkt sich und dem anderen etwas sehr Wertvolles: Würde. Tiefe. Nähe.

Die Gespräche über das Ende, die kleinen Rituale, das bewusste Erinnern – all das ist kein Zeichen des Aufgebens. Es ist Ausdruck der Liebe. Ein Zeichen dafür, dass ihr euch nicht verlieren wollt –

auch dann nicht, wenn das Leben sich verändert. Und auch nicht, wenn das Abschiednehmen beginnt.

Jeder Moment, den ihr bewusst miteinander gestaltet, ist mehr als Trost: Er ist ein Akt der Zuwendung. Und oft auch ein Anfang – für eine neue Art der Verbindung, für einen ruhigeren Blick auf das Leben, für ein Stück inneren Frieden.

Vielleicht ist das der größte gemeinsame Schritt in dieser Zeit:

Nicht nur kämpfen. Sondern auch annehmen. Und zusammen weitergehen – bis zuletzt. Und manchmal darüber hinaus.

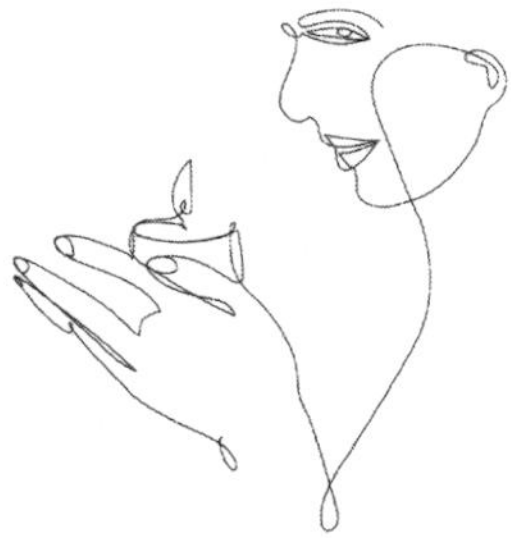

Wenn du selbst betroffen bist, wenn du mit dem Verlust leben musst – oder dich innerlich darauf vorbereitest – findest du im folgenden **Bonuskapitel** wertvolle Impulse.

Es bietet dir konkrete Wege, wie du **Resilienz aufbauen, mit deinen Gefühlen umgehen und innere Stärke entwickeln kannst** – in einer der schwersten Phasen deines Lebens. Denn auch wenn vieles endet, bleibt etwas: **du selbst**.

Und die Kraft, dich neu auszurichten.

Bonuskapitel: Für schwierige Momente – Notfallstrategien

- Erste Hilfe für emotionale Krisen, akute Überforderung und innere Unruhe

Es gibt Zeiten, in denen dir der Boden unter den Füßen weggezogen wird. Du hast vielleicht monatelang funktioniert, organisiert, getröstet, Hoffnung gemacht – und dann reicht ein Satz, ein Blick, eine Nachricht, um dich innerlich aus der Bahn zu werfen. Plötzlich ist alles zu viel. Das Herz rast, die Gedanken drehen sich im Kreis, der Körper fühlt sich schwer und leer zugleich an. Du willst stark sein, doch genau in diesem Moment weißt du nicht, wie.

Ich weiß, wie sich das anfühlt. Während meiner eigenen Therapie habe ich Tage erlebt, an denen mich nicht die Krankheit selbst, sondern ein kleiner Auslöser aus dem Gleichgewicht gebracht hat: ein unerwartetes Untersuchungsergebnis, ein Satz im Wartezimmer, der Blick meiner Frau, der mir ihre Sorge verriet. In solchen Augenblicken half mir kein großer Plan und keine lange Liste an Ratschlägen. Was ich brauchte, war **sofortige Stabilität** – einfache, klare Schritte, die mich wieder ins Hier und Jetzt zurückholen.

Genau darum geht es in diesem Bonuskapitel: **um deinen persönlichen Notfallkoffer.**

Hier findest du keine langen Erklärungen, die du erst studieren musst, sondern praktische Strategien, die du in Sekunden oder Minuten umsetzen kannst – egal, ob du gerade allein bist, im Krankenhausflur sitzt oder zu Hause am Küchentisch.

» *Dieses Kapitel ist in drei Bereiche unterteilt:*

1. **Erste Hilfe für emotionale Krisen** – Was du tun kannst, wenn dich Angst, Traurigkeit oder Panik überwältigen und du schnell wieder klarer werden möchtest.
2. **Tipps für akute Überforderung** – Wie du dich entlastest, wenn Aufgaben, Verantwortung und Gefühle gleichzeitig auf dich einprasseln.
3. **Atem- und Achtsamkeitsübungen** – Kurze, wirksame Techniken, um Körper und Geist herunterzufahren und deine innere Mitte wiederzufinden.

Du kannst dieses Bonuskapitel von vorne bis hinten lesen, oder du nutzt es wie ein Nachschlagewerk: Blättere gezielt zu der Übung oder dem Abschnitt, der gerade passt.

Manche Methoden wirst du sofort umsetzen, andere vielleicht erst ausprobieren, wenn der richtige Moment kommt. Nimm dir, was zu dir passt – und lass weg, was nicht stimmig ist.

» *Wichtig: Es gibt keinen richtigen oder falschen Weg.*

Es gibt nur deinen Weg – und die Bereitschaft, in schwierigen Momenten gut für dich zu sorgen. Du musst nicht perfekt reagieren, du musst nicht alles „im Griff" haben. Manchmal ist der größte Erfolg, wenn du es schaffst, einen einzigen klaren Atemzug zu nehmen, bevor du den nächsten Schritt gehst.

Dieses Bonuskapitel ist eine Einladung, dir selbst die Hand zu reichen – so, wie du es täglich für deinen Lieblingsmenschen tust. Denn nur wenn du innerlich stabil bist, kannst du auch in stürmischen Zeiten Halt geben. Und manchmal ist es genau diese innere Ruhe, die alles verändert – für dich, für euch beide.

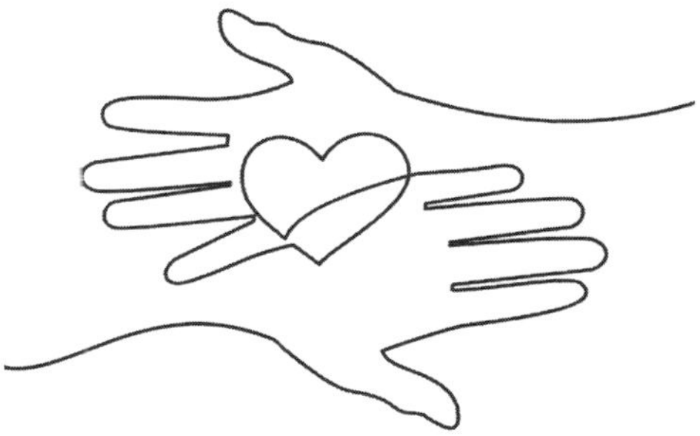

Erste Hilfe für emotionale Krisen

- Stabilisieren – beruhigen – klarer sehen

Es gibt Momente, in denen fühlt sich das Leben an, als hätte jemand den Boden unter deinen Füßen weggezogen. Vielleicht hast du gerade eine schlechte Nachricht bekommen. Vielleicht war es nur ein Satz, der dich tief getroffen hat. Oder du spürst einfach diese plötzliche, übermächtige Angst, ohne zu wissen, woher sie kommt. In solchen Situationen reagiert dein Körper, als würdest du in akuter Gefahr schweben – obwohl keine reale Bedrohung besteht.

Das Problem: In diesem Alarmzustand denkst du nicht mehr klar, sondern handelst automatisch. Um aus dieser Spirale auszusteigen, brauchst du Techniken, die dein Nervensystem in den Ruhemodus zurückbringen. Die folgenden Strategien sind genau dafür entwickelt. Sie beruhigen nicht nur in der akuten Krise, sondern trainieren langfristig deine Fähigkeit, dich selbst zu stabilisieren.

- Verstehen, was gerade passiert

Hinter jeder akuten Stressreaktion steckt ein uraltes biologisches Programm: der **„Kampf-oder-Flucht"-Mechanismus**. Dein limbisches System erkennt etwas als potenzielle Gefahr – auch wenn es „nur" eine belastende Emotion ist. Hormone wie Adrenalin und Cortisol werden ausgeschüttet, Herzschlag und Atmung beschleunigen sich, die Muskeln spannen sich an. Das ist überlebenswichtig, wenn ein Tiger vor dir steht – aber im Alltag, bei einem Streit oder einer Diagnose, führt es dazu, dass du in Panik gerätst oder erstarrst.

Dein Ziel: dieses Alarmsystem zu unterbrechen, bevor es dich komplett steuert.

Tipp: Schon das Wissen darüber, dass diese Reaktion ein körperlicher Reflex ist, kann dir helfen, dich weniger ausgeliefert zu fühlen.

- *Die 5-4-3-2-1-Methode – Sinnesanker ins Hier und Jetzt*

Hintergrund: Angst und Panik leben davon, dass sie dich in die Zukunft katapultieren („Was, wenn…?“) oder in die Vergangenheit ziehen („Damals ist es schiefgegangen“). Sinnesfokussierung bringt dich zurück ins Jetzt.

» So geht's:

- 5 Dinge benennen, die du sehen kannst
- 4 Dinge fühlen, die du berührst (Kleidung, Boden, Möbel)
- 3 Geräusche hören
- 2 Gerüche wahrnehmen
- 1 Sache schmecken

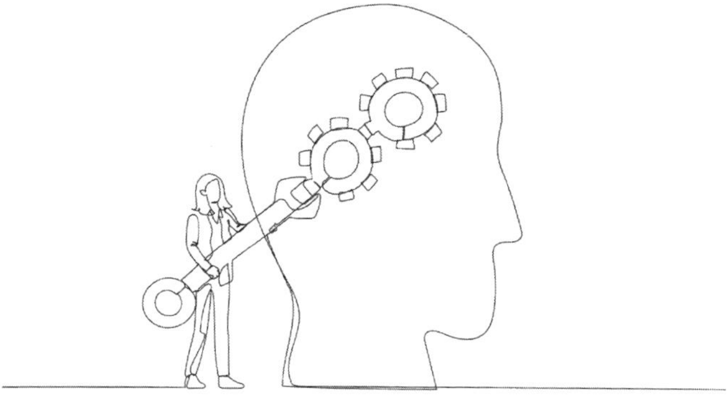

Tipp: Mach daraus eine Mini-Geschichte. Beschreibe z. B. die Farbe, Form oder Textur, um dein Gehirn stärker zu beschäftigen.

- Der Bodenanker – Geerdet bleiben

Hintergrund: Körperhaltung beeinflusst direkt den emotionalen Zustand. Fester Bodenkontakt signalisiert dem Nervensystem: „Ich stehe sicher."

» So geht's:

- Beide Füße fest aufstellen
- Zehen leicht in den Boden drücken
- Schultern entspannen
- Ruhig ein- und ausatmen
- Innerlich sagen: „Ich bin hier. Ich bin sicher."

Hinweis: Funktioniert auch im Sitzen – drücke die Füße fest gegen den Boden des Raums, in dem du bist.

- Das 90-Sekunden-Gefühl – Wellen aushalten

Hintergrund: Neurowissenschaftlerin Jill Bolte Taylor fand heraus, dass die chemische Reaktion starker Emotionen im Körper meist nur etwa 90 Sekunden dauert. Danach flaut sie ab – es sei denn, du hältst sie mit neuen Gedanken am Leben.

» So geht's:

- Setze dich bequem hin
- Schließe, wenn möglich, die Augen
- Atme bewusst und zähle langsam bis 90

- Beobachte die Intensität wie eine Welle, die kommt und geht

Tipp: Sag dir innerlich: „Das geht vorbei." Du musst die Welle nicht stoppen – nur auf ihr bleiben.

- Der Eiswürfel-Trick – Sofortfokus

Hintergrund: Ein starker physischer Reiz kann die emotionale Überflutung unterbrechen. Kälte ist besonders wirksam, weil sie das Gehirn sofort auf den Körper zurückholt.

» So geht's:

- Einen Eiswürfel in die Hand nehmen
- Die Kälte bewusst spüren und innerlich beschreiben
- Atmen nicht vergessen – tief ein und aus

Hinweis: Funktioniert auch mit kaltem Wasser über den Handgelenken.

- Der Schaukelstuhl-Effekt – Rhythmus beruhigt

Hintergrund: Gleichmäßige, rhythmische Bewegung aktiviert den parasympathischen Nerv und signalisiert: „Gefahr vorüber."

» So geht's:

- Sanft vor- und zurückwiegen (im Schaukelstuhl oder auf einem normalen Stuhl)
- Auf den Rhythmus konzentrieren, nicht auf die Gedanken

Tipp: Auch leichtes Schaukeln im Stehen oder Sitzen funktioniert – Hauptsache, es ist gleichmäßig.

- Benennen statt Bekämpfen – Sprache entmachtet Gefühle

Hintergrund: Gefühle verstärken sich oft, wenn wir sie wegdrücken. Benennen aktiviert hingegen den präfrontalen Cortex – den Teil des Gehirns, der für rationale Entscheidungen zuständig ist.

» So geht's:

- Innerlich oder laut sagen: „Ich spüre Angst."
- Akzeptieren, dass das Gefühl da ist

Tipp: Ergänze: „… und das darf gerade so sein." Das nimmt den inneren Widerstand.

- Der 3-Schritte-Notfallplan – Struktur in Sekunden

» So geht's:

- „Stopp" sagen – unterbricht den Gedankenfluss.
- Boden spüren – Füße fest aufstellen, tief atmen.
- Eine beruhigende Handlung – Glas Wasser trinken, Fenster öffnen.

Hinweis: Schreibe deinen Plan auf und trage ihn immer bei dir.

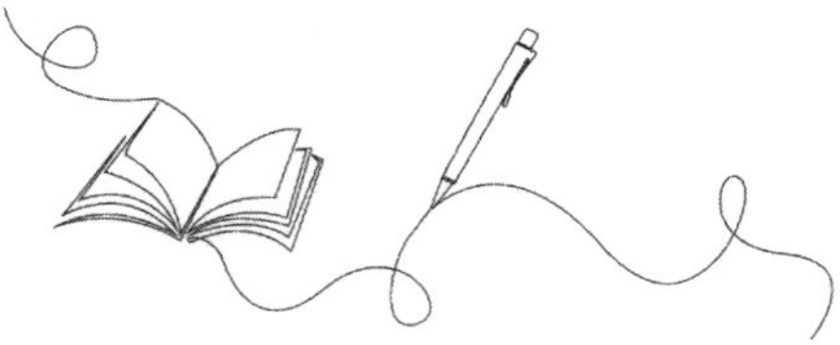

- Mini-Realitätscheck – Fakten gegen Fantasie

Hintergrund: Unter Stress neigt das Gehirn zu „Worst-Case"-Filmen. Diese Technik hilft dir, zwischen tatsächlichen Fakten und deinen Befürchtungen zu unterscheiden. Indem du dir bewusst machst, was wirklich gerade passiert, unterbrichst du die Gedankenspirale und holst dich in den gegenwärtigen Moment zurück. So kannst du klarer denken und Entscheidungen treffen, ohne von Angst getrieben zu sein.

» So geht's:

- Frage dich: „Was ist gerade wirklich?"
- 3 überprüfbare Fakten benennen
- Beispiel: „Ich sitze auf meinem Sofa. Es ist Nachmittag. Ich atme."

Tipp: Schreibe sie auf – das verstärkt den Effekt.

- Zählen statt Zerdenken – Geistige Umleitung

» So geht's:

- Rückwärts von 100 in Dreierschritten zählen
- Alternativ: Städte oder Länder zu jedem Buchstaben nennen

Hinweis: Hilft, den Kopf zu beschäftigen und aus der Gedankenspirale auszusteigen.

- Hand aufs Herz – Berührung als Selbsthilfe

Hintergrund: Sanfte Berührung kann Oxytocin freisetzen – ein Hormon, das Stress reduziert.

» *So geht's:*

- Eine Hand aufs Herz, eine auf den Bauch legen
- Tief atmen, Wärme spüren
- Beruhigenden Satz wiederholen z.B. „Ich fühle meinen Herzschlag"

- Persönliches Beispiel – Mein Platz am Fenster

In meiner eigenen Therapie hatte ich einen festen Platz: ein Stuhl am Fenster. Wenn die Angst kam, setzte ich mich hin, öffnete das Fenster und konzentrierte mich auf drei Dinge: den Himmel, das Rauschen der Blätter, den festen Sitz unter mir. Diese kleine Routine hat mir oft geholfen, nicht in der Angst stecken zu bleiben.

Tipps für akute Überforderung

- Wenn alles zu viel wird – Strategien für Klarheit und Entlastung

Es gibt diese Momente, in denen einfach alles zusammenkommt. Arzttermine, Medikamente, Haushalt, Familie, Arbeit – und dazu die ständige Sorge um den geliebten Menschen. Dein

Kopf rattert, dein Herz rast, du fühlst dich gehetzt und innerlich leer. Das ist akute Überforderung. Sie entsteht, wenn die Anforderungen größer erscheinen als deine verfügbaren Kräfte – mental, emotional oder körperlich.

Der Schlüssel in solchen Situationen ist Entschleunigung. Nicht, indem du alles sofort löst, sondern indem du dir bewusst eine Atempause schenkst und Prioritäten setzt.

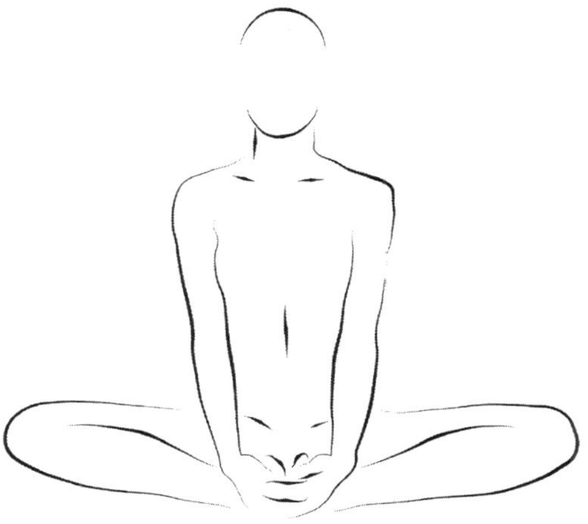

- Das STOP-Prinzip – Erste Hilfe für den Kopf

Hintergrund: STOP ist ein Merksatz aus der Achtsamkeitspraxis. Er unterbricht den Automatismus des „Funktionierens“ und verschafft dir Raum.

» So geht's:

- S – Stoppen: Hör auf mit dem, was du gerade tust.
- T – Tief atmen: Drei tiefe, bewusste Atemzüge nehmen.

- O – Orientieren: Nimm wahr, was um dich herum und in dir passiert.
- P – Prüfen: Frage dich, was jetzt wirklich wichtig ist.

Tipp: Schreibe „STOP" auf einen kleinen Zettel und klebe ihn an Stellen, wo du oft Stress spürst – Kühlschrank, Badezimmer, Schreibtisch.

- Die 3-Minuten-Atempause – Mini-Retreat mitten im Alltag

Hintergrund: 180 Sekunden bewusste Auszeit können reichen, um dein Nervensystem zu beruhigen.

» *So geht's:*

- Ankommen – Spüre deine Füße am Boden, richte dich auf.
- Atmung – Beobachte eine Minute lang nur deinen Atem, ohne ihn zu verändern.
- Weiten – Atme etwas tiefer, löse bewusst die Schultern und den Kiefer.

Hinweis: Funktioniert überall – am Küchentisch, im Bad, sogar beim Warten in der Klinik.

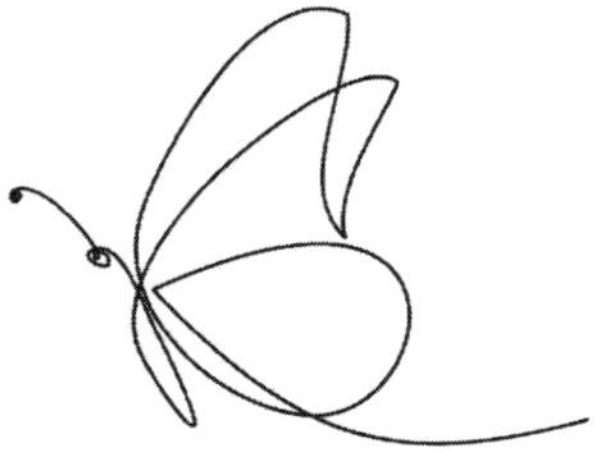

- *„3-Punkte-Reset“ – Ordnung im Kopf schaffen*

» So geht's:

- Schreibe drei Dinge auf, die heute wirklich erledigt werden müssen.
- Alles andere kommt auf eine „Später“-Liste.
- Erledige Punkt 1 sofort, egal wie klein er ist.

Tipp: Oft reicht es, einen winzigen Anfang zu machen, um den Druck zu senken.

- *„Eine Sache auf einmal“ – Monotasking statt Multitasking*

Hintergrund: Multitasking kostet mehr Energie, als es spart. Dein Gehirn muss ständig zwischen Aufgaben springen – das verstärkt das Gefühl von Chaos.

» So geht's:

- Wähle eine Aufgabe.
- Schalte Ablenkungen aus (Handy lautlos, Benachrichtigungen aus).
- Bleib so lange dran, bis sie erledigt ist oder bis ein Timer klingelt (z. B. 15 Minuten).

Hinweis: Auch kleine Teilerfolge zählen – sie bauen messbar Stress ab.

- Die „30-Sekunden-Regel" – Sofort kleine Lasten abwerfen

Hintergrund: Manchmal häufen sich Mikro-Aufgaben („das müsste ich noch…“). Jede davon blockiert Energie.

» So geht's:

- Alles, was in weniger als 30 Sekunden machbar ist, sofort erledigen (Glas wegstellen, E-Mail bestätigen, Termin notieren).
- Danach bewusst nicht weiter hetzen, sondern kurz innehalten.

- „Kraftinsel im Alltag" – Gezielte Mini-Pausen

Hintergrund: Dein Nervensystem braucht Erholungspunkte, um nicht dauerhaft im Stressmodus zu bleiben.

» So geht's:

- Wähle eine kleine, wohltuende Handlung: einen Schluck Tee trinken, aus dem Fenster schauen, kurz die Augen schließen.
- Mach sie bewusst – nicht „nebenbei“.

Tipp: Plane dir feste Kraftinseln in den Tag ein, als wären es Termine.

- *„Weg vom Ort des Stresses“ – räumlicher Abstand*

Hintergrund: Dein Gehirn verknüpft Räume mit Emotionen.

» *So geht's:*

- Verlasse für ein paar Minuten den Raum, in dem dich die Überforderung überfallen hat.
- Geh ans Fenster, auf den Balkon oder vor die Tür.
- Atme frische Luft, bewege dich kurz.

Hinweis: Selbst 2 Minuten Abstand können wie ein Reset wirken.

- *Persönliches Beispiel – Mein Gang ins Bad*

In meiner eigenen Therapiezeit gab es Momente, da hat mich das Chaos im Kopf fast gelähmt. Oft bin ich einfach aufgestanden, ins Bad gegangen, habe mir kaltes Wasser ins Gesicht gespritzt und tief durchgeatmet. Dieser kleine Ortswechsel – so banal er klingt – hat mir geholfen, wieder klarer zu denken.

- *„Gute Fragen statt Vorwürfe“ – Selbstgespräch steuern*

Hintergrund: Innere Kritik wie „Das schaffst du nie“ oder „Du bist nicht stark genug“ verschärft das Gefühl von Überforderung. Gute, konstruktive Fragen wirken wie ein Schalter: Sie holen dich aus dem Tunnelblick, erweitern deinen Blickwinkel und eröffnen neue Handlungsmöglichkeiten. So lenkst du deine Energie weg von Selbstvorwürfen hin zu lösungsorientiertem Denken.

» Fragen, die helfen:

- „Was ist jetzt mein nächster kleiner Schritt?"
- „Muss ich das alleine machen?"
- „Was ist das Schlimmste, das passiert, wenn ich es verschiebe?"

Tipp: Sprich diese Fragen laut – das macht es realer und unterbricht die Negativschleife.

- „Ressourcen-Check" – Was habe ich jetzt schon?

Hintergrund: In Stressmomenten sieht unser Blick oft nur das, was fehlt oder nicht funktioniert. Das verengt den Handlungsspielraum und verstärkt das Gefühl von Hilflosigkeit.

Ein bewusster Ressourcen-Check lenkt deine Aufmerksamkeit auf das, was dir bereits zur Verfügung steht – und stärkt sofort dein Gefühl von Einfluss und Selbstwirksamkeit.

» So geht's:

- Liste drei Dinge auf, die dir jetzt helfen können – das können Menschen sein, die dir zuhören, Hilfsmittel, die dir den Alltag erleichtern, oder eigene Fähigkeiten, auf die du dich verlassen kannst.
- Erinnere dich, wie du schon einmal mit einer ähnlichen Situation klargekommen bist. Was hat dir damals geholfen? Was davon kannst du heute wieder nutzen?

- Schau bewusst nach „Kleinigkeiten", die dir gerade Stabilität geben – ein Ort, an dem du dich sicher fühlst, ein kurzer Spaziergang, eine Atemübung, die dich runterbringt.

- Der „Notfall-Tag" – Alles verschieben, was geht

Hintergrund: Es gibt Tage, an denen der beste Plan ist, gar nichts zu erledigen außer dem Nötigsten.

» So geht's:

- Streiche Termine oder verschiebe sie.
- Delegiere Aufgaben, die nicht deine sind.
- Erlaube dir, nur das Nötigste zu tun.

Tipp: Sieh das nicht als Scheitern – sondern als kluge Selbstfürsorge. Manchmal ist es der bewusst gewählte Stillstand, der dich davor bewahrt, komplett auszubrennen. Und oft merkst du am nächsten Tag, dass sich vieles auch ohne dein Eingreifen geregelt hat.

Atem- und Achtsamkeitsübungen

- Ruhe finden, Energie sammeln, klarer sehen

Atmung ist dein schnellster Zugang zum Nervensystem. Ein paar gezielte Atemzüge können Herzschlag, Muskelspannung und Gedankenfluss messbar beruhigen. Achtsamkeit sorgt dafür, dass dieser Effekt trägt: Du lenkst die Aufmerksamkeit bewusst, statt dich von Sorgen lenken zu lassen.

Hier findest du erprobte Übungen – mit Hintergrund, klaren Schritten und Varianten. Wähle dir 2–3 Favoriten und übe sie kurz täglich; in Akutsituationen greifen sie dann wie automatisch.

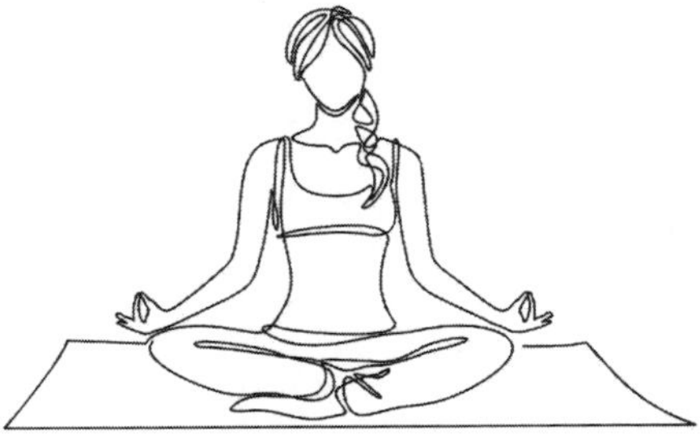

- 1:2-Atmung – beruhigen durch längeres Ausatmen

Wirkprinzip: Ein längeres Ausatmen aktiviert den Parasympathikus (Bremssystem). Das Nervensystem schaltet von „Alarm“ auf „Regeneration“.

» So geht's:

- Aufrecht hinsetzen, Füße spüren.
- 4 Sekunden einatmen (durch die Nase).
- 8 Sekunden ausatmen (durch leicht gespitzte Lippen).
- 10–12 Atemzüge wiederholen (ca. 2–3 Minuten).

Varianten: 3/6 oder 5/10, je nachdem, was angenehm ist.

Tipp: Stell dir vor, du pustest sanft eine Kerze, ohne sie auszulöschen – das macht die Ausatmung automatisch ruhiger.

Hinweis: Bei Schwindel die Zählzeiten verkürzen. Bei Luftnot niemals pressen.

- *Resonanzatmung (ca. 6 Atemzüge/Minute) – Herz und Atmung synchronisieren*

Wirkprinzip: Ein gleichmäßiger Rhythmus (z. B. 4–5 Sekunden ein, 4–5 Sekunden aus) kann die Herzratenvariabilität verbessern – ein Zeichen guter Stressanpassung.

» *So geht's:*

- 4–5 Sek. einatmen, 4–5 Sek. ausatmen.
- 5 Minuten gleichmäßig weiteratmen (Timer stellen).
- Blick weich, Kiefer locker, Schultern sinken lassen.

Tipp: Zähle im Kopf oder nutze einen Sekundenzeiger.

Partner-Variante: Setzt euch Rücken an Rücken und atmet still im selben Rhythmus. Das schafft Verbindung ohne Worte.

- *Physiologischer Seufzer – 20-Sekunden-Reset*

Wirkprinzip: Ein doppeltes Einatmen + langes Ausatmen löst Spannung in der Lunge, senkt rasch den inneren Druck.

» *So geht's:*

- Normal einatmen.
- Mini-Zusatzeinatmen oben drauf (als würdest du „nachfassen").
- Langes, hörbares Ausatmen durch den Mund.
- 3–5 Mal wiederholen.

Tipp: Ideal vor oder nach belastenden Telefonaten oder im Auto (anhalten!).

Hinweis: Nicht zu oft hintereinander, sonst trocknet die Schleimhaut aus.

- Bauchatmung mit Handauflage – Sicherheit spürbar machen

Wirkprinzip: Tiefe Zwerchfellatmung signalisiert „Gefahr vorbei". Handwärme verstärkt den Beruhigungseffekt.

» So geht's:

- Eine Hand aufs Brustbein, eine auf den Bauch.
- In die untere Hand einatmen (Bauch hebt sich), Brust bleibt möglichst ruhig.
- Lang ausatmen, Bauch senkt sich.
- 3 Minuten in deinem Tempo.

Tipp: Lege ein kleines Kissen auf den Bauch – das Gewicht hilft, die Bewegung zu fühlen.

Partner-Variante: Lege deinem Partner/deiner Partnerin kurz eine Hand zwischen die Schulterblätter und atmet beide leise, ohne zu sprechen.

- Box Breathing (4-4-4-4) – Struktur in den Atem bringen

Hintergrund: Diese Atemtechnik wird von Spezialeinheiten genutzt, um unter Druck ruhig zu bleiben.

Der gleichmäßige Ablauf stabilisiert den Kreislauf und beruhigt das Gehirn. Sie hilft dir, den Körper aus dem Alarmmodus zu holen und wieder das Gefühl zu bekommen, die Kontrolle über dich selbst zu haben.

Besonders in Momenten von Angst, innerer Unruhe oder Erschöpfung kann sie wie ein mentaler „Reset-Knopf" wirken.

Wirkprinzip: Klare Zählmuster ordnen den Kopf und stabilisieren die Physiologie.

» So geht's:

- 4 Sek. einatmen – 4 Sek. halten – 4 Sek. ausatmen – 4 Sek. halten.
- 4–6 Runden.

Tipp: Stell dir ein Quadrat vor und „wandere" jede Seite mit dem Atem ab.

Hinweis: Wenn das Halten unangenehm ist, lass die Pausen weg und bleib bei 4/4.

- 4-7-8-Atmung – vom Gas gehen, vor allem abends

Wirkprinzip: Langes ausatmen + kurze Atempause können das Einschlafen erleichtern.

» So geht's:

- 4 Sek. ein – 7 Sek. halten – 8 Sek. aus.
- 4–6 Zyklen (langsam steigern).

Tipp: Nutze sie im Bett als „Schlafritual".

Hinweis: Bei Atemwegserkrankungen Pausen kürzer wählen (z. B. 4-4-6).

- Lippenbremse – akute Luftnot entschärfen

Wirkprinzip: Leicht gespitzte Lippen erhöhen den Ausatemdruck, die Bronchien bleiben länger offen – hilfreich bei Engegefühl.

» So geht's:

- Normal einatmen.
- Durch locker gespitzte Lippen doppelt so lang ausatmen.
- 1–2 Minuten wiederholen.

Tipp: Kombiniere mit „Vorbeugehaltung" (Ellbogen auf die Knie, Rücken rund) – das entlastet die Atemmuskeln.

Wichtig: Bei massiver Atemnot medizinische Hilfe holen; diese Übung ersetzt keine Versorgung.

- Anker-Wort und Atem – Gedanken beruhigen

Wirkprinzip: Ein schlichtes Wort bündelt Aufmerksamkeit.

» *So geht's:*

- Mit dem Einatmen innerlich „Ein", mit dem Ausatmen „Aus" sagen.
- Oder benutze ein eigenes Wort: „Ruhig" – „Hier".
- 2–5 Minuten, ohne Leistungsgedanken.

Tipp: Wenn der Kopf abschweift, freundlich zurück zum Wort – ohne Selbstkritik.

- 3-Minuten-Achtsamkeit – Mini-Meditation für überall

Wirkprinzip: Kurze, fokussierte Aufmerksamkeit senkt Stresspegel schnell.

» *So geht's:*

- **Wahrnehmen**: „Was ist gerade da?" (Körper, Gefühl, Gedanke) – ohne zu werten.
- **Atmen**: 6–8 ruhige Atemzüge spüren.
- **Weiten**: Aufmerksamkeit auf den ganzen Körper ausbreiten.

Tipp: Stell dir fürs Weiten vor, du würdest die Ränder deines Körpers von innen sanft „beleuchten".

- RAIN nach Tara Brach – freundlich mit schweren Gefühlen

Wirkprinzip: Starke Emotionen wie Angst, Trauer oder Wut können uns regelrecht überfluten und das Gefühl geben, ihnen ausgeliefert zu sein.

Die RAIN-Methode der Psychologin und Meditationslehrerin Tara Brach bietet eine einfache, strukturierte Möglichkeit, mit solchen Gefühlen achtsam und mitfühlend umzugehen.

Indem du die einzelnen Schritte bewusst durchläufst, trittst du innerlich einen Schritt zurück, ohne deine Emotionen zu verdrängen – und gewinnst wieder Boden unter den Füßen.

» So geht's:

- **R – Recognize (Erkennen)**: Nimm wahr, was gerade da ist, und benenne es klar, zum Beispiel: „Das ist Angst" oder „Das ist Traurigkeit". Allein das Erkennen kann schon Distanz schaffen.
- **A – Allow (Zulassen)**: Erlaube dem Gefühl, da zu sein, ohne es wegzuschieben. Sag dir innerlich: „Es darf da sein." So reduzierst du den inneren Widerstand, der oft zusätzlichen Stress erzeugt.
- **I – Investigate (Erkunden)**: Gehe sanft und neugierig in die Beobachtung. Frage dich: „Wo spüre ich das im Körper?" oder „Wie verändert es sich, wenn ich es einfach wahrnehme?" Achte auf Empfindungen wie Enge, Wärme, Schwere oder Kribbeln.
- **N – Nurture (Nähren)**: Begegne dir selbst mit Freundlichkeit. Überlege: „Was tut mir jetzt gut?" – vielleicht ein bestimmter

Tonfall, eine sanfte Körperhaltung oder beruhigende Worte an dich selbst.

Tipp: Lege während des Prozesses eine Hand dorthin, wo du das Gefühl im Körper spürst. Diese einfache Geste wirkt erdend und vermittelt deinem Nervensystem Sicherheit.

- Body-Scan (Kurzform) – Anspannung lösen, da wo sie sitzt

Wirkprinzip: Unser Körper speichert Stress nicht nur im Kopf, sondern in Form von kleinen, oft unbemerkten Muskelanspannungen. Diese sogenannten Mikro-Spannungen halten das Nervensystem in Alarmbereitschaft.

Der Body-Scan ist eine achtsame Reise durch den Körper, bei der du diese Anspannungen bewusst wahrnimmst und sanft loslässt. Selbst in der Kurzform kann er in wenigen Minuten spürbar mehr Ruhe und Gelassenheit bringen.

» So geht's (ca. 5 Minuten):

- Füße → Waden → Knie → Oberschenkel: Spüre in jeden Bereich hinein, bemerke Gewicht, Temperatur oder Spannung. Mit dem Ausatmen lass bewusst locker.
- Becken → Bauch → Rücken → Brust: Nimm wahr, wie sich dein Atem bewegt, und löse jede Enge sanft, ohne Druck.
- Schultern → Arme → Hände: Lass die Schultern sinken, spüre das Gewicht deiner Arme, entspanne die Finger.
- Nacken → Kiefer → Stirn → Augen: Lasse den Nacken weicher werden, entspanne bewusst den Kiefer. Lass die Zunge

vom Gaumen sinken und erlaube den Augenlidern, sanft zu ruhen.

Tipp: Ein entspannter Kiefer sendet ein starkes Signal an dein Nervensystem, dass es sicher ist, loszulassen. Dieser Effekt kann sich in wenigen Atemzügen auf den ganzen Körper ausbreiten.

- Achtsames Gehen (Micro-Walk) – Energie tanken ohne Anstrengung

Wirkprinzip: Rhythmus und bewusster Sinnesfokus lassen den Kopf leiser werden und den Körper wacher. Indem du dich auf Geräusche, Gerüche oder den Kontakt deiner Füße mit dem Boden konzentrierst, holst du dich aus Grübelmustern zurück ins Hier und Jetzt.

» So geht's (3–10 Minuten):

- Tempo halbieren.
- Schritte zählen (1–4), dann wieder von vorn.
- Mit jedem Ausatmen Schultern lösen.
- Geräusche, Licht, Luft auf der Haut wahrnehmen.

Tipp: Eine feste „Runde ums Haus“ als tägliches Mini-Ritual einplanen.

Mein Weg: In der Therapiezeit bin ich oft nur bis zur „Bank im Biotop“ gegangen – dieser kurze Weg reichte, um den Kopf zu sortieren.

- Metta (Loving-Kindness) – Freundlichkeit trainieren, zuerst für dich

Wirkprinzip: Viele von uns sind mit sich selbst strenger, als wir es je mit einem geliebten Menschen wären. In Stress- oder Krisenzeiten verstärkt sich diese innere Härte oft noch.

Die Metta-Meditation – auch „Loving-Kindness" genannt – ist eine einfache, aber kraftvolle Übung aus der buddhistischen Tradition, um Mitgefühl bewusst zu kultivieren. Indem du dir selbst freundliche Wünsche zusprichst, beruhigst du dein Nervensystem, stärkst dein Selbstwertgefühl und öffnest den Blick für Verbundenheit – mit dir und anderen.

» So geht's (2–5 Minuten):

Leise wiederholen:

- „Möge ich sicher sein."
- „Möge ich Kraft haben."
- „Möge ich freundlich mit mir sein."

Wenn es sich stimmig anfühlt, richte die gleichen Sätze danach an deinen Partner oder deine Partnerin.

Tipp: Du kannst die Formulierungen anpassen, bis sie für dich ganz natürlich klingen. Manche Menschen sagen zum Beispiel lieber: „Ich wünsche mir Ruhe" oder „Ich wünsche mir Vertrauen". Wichtiger als die genauen Worte ist, dass du sie innerlich mit Wärme und Aufrichtigkeit aussprichst.

- Co-Regulation zu zweit – atmen, berühren, zählen

Wirkprinzip: Unser Nervensystem reagiert stark auf Signale von Sicherheit und Ruhe – besonders, wenn sie von einem vertrauten Menschen kommen.

Co-Regulation bedeutet, diese natürliche Wirkung bewusst zu nutzen: Zwei Menschen stimmen sich körperlich und emotional aufeinander ab, sodass sich beide entspannen. In herausfordernden Momenten kann das unmittelbare Entlastung bringen und das Gefühl von „Wir schaffen das zusammen" stärken.

3 einfache Formen:

- **Synchron-Atmen**: Setzt euch nebeneinander, legt eine Hand locker auf euren Bauch oder Brustkorb und gleicht für 1–2 Minuten euren Atemrhythmus an. Kein forcierter Gleichklang – nur sanftes Angleichen.
- **Hand-Kontakt**: Lege eine Hand auf den Rücken oder den Unterarm des anderen und atmet beide ruhig. Die Wärme und der sanfte Druck signalisieren dem Körper: „Ich bin da, du bist nicht allein."
- **Leise zählen**: Einer flüstert sanft „Ein… zwei… drei…", während der andere dazu atmet – wie eine kleine, geführte Welle, die Sicherheit gibt.

Hinweis: Es geht nicht um Leistung oder Zielvorgaben. Die Kraft dieser Übung liegt in der Nähe ohne Anspruch. Selbst wenige Atemzüge in dieser Verbundenheit können reichen, um Anspannung zu lösen und wieder Boden unter den Füßen zu spüren.

- 60-Sekunden-Notfallkarte – immer griffbereit

Diese drei Punkte notierst du dir auf eine Karte/ einen Zettel:

- **Seufzer**: Doppel-Einatmen und lange ausatmen – 3 mal
- **1-2-Atmung**: 4 Sekunden einatmen, 8 ausatmen über 5 Atemzüge.
- **Satz**: „Ich bin hier. Ich atme. Ich bin sicher genug für den nächsten Schritt."

Tipp: Fotografiere die Karte, setz sie als Handy-Sperrbildschirm.

- Übeplan für 7 Tage – damit es sitzt

- **Tag 1-2**: 1:2-Atmung morgens/abends je 2 Minuten
- **Tag 3-4**: Resonanzatmung (5 Minuten) + 60-Sekunden-Notfallkarte testen.
- **Tag 5-6**: Body-Scan (5 Minuten) + achtsamer Micro-Walk (5-10 Minuten).
- **Tag 7**: RAIN (10 Minuten) + Metta (2 Minuten).

Tipp: Hake jede Session ab. Kleine Kontinuität schlägt große Vorsätze.

Häufige Stolpersteine – und wie du sie vermeidest

- **Zu viel, zu schnell**: Viele wollen gleich „richtig loslegen“ und setzen sich unter Druck. Doch gerade am Anfang reichen 1–2 Minuten völlig aus, um den Körper an die Übung zu gewöhnen.

- **Leistungsdenken**: Diese Übungen sind keine Prüfung. Es gibt kein „falsch“. Selbst wenn du dich unruhig fühlst, ist das ein Ergebnis – und mit wiederholter Praxis wird es oft ruhiger.

- **Unbequeme Haltung**: Wähle eine Position, in der du aufrecht, aber entspannt sitzen kannst. Lehn dich an, wenn es nötig ist – du musst nicht kerzengerade ausharren.

- **Vergessen im Alltag**: Verknüpfe die Übung mit einer bestehenden Routine – etwa beim Wasserkochen, nach dem Zähneputzen oder während du im Auto oder Bus wartest.

» Sicherheit zuerst

- **Atemnot, Enge, Schwindel**: Sofort vereinfachen, zum Beispiel die Zählzeiten verkürzen oder auf die Lippenbremse umsteigen. Wenn die Beschwerden bleiben, ärztlich abklären lassen.

- **Herz- oder Lungenerkrankungen**: Passe Zähl- und Haltezeiten individuell an. Im Zweifel sprich vorher mit deinem Arzt oder deiner Ärztin.

- **Keine Selbstüberforderung**: Ziel ist Erleichterung, nicht Anstrengung. Hör auf, sobald du merkst, dass du dich verspannst oder unwohl fühlst.

Tipp: Denke daran – kleine, regelmäßige Einheiten bringen auf Dauer mehr als seltene, lange Sitzungen. Such dir die Übungen, die sich für dich stimmig anfühlen. Übe sie kurz, aber oft. Dann hast du im Ernstfall genau das parat, was dich trägt.

Fazit zum Bonuskapitel

- Dein Notfallkoffer für schwierige Momente

Vielleicht hast du beim Lesen dieses Bonuskapitels gemerkt: Es geht nicht um Perfektion. Nicht darum, jede Übung auswendig zu können oder jeden Tipp sofort umzusetzen. Es geht darum, dir bewusst zu machen, dass du in schwierigen Momenten nicht hilflos bist. Du hast Werkzeuge. Du hast Einfluss. Du kannst etwas tun – für dich, in diesem Augenblick, ohne auf äußere Umstände warten zu müssen.

Manchmal ist es nur ein einziger tiefer Atemzug, der den Unterschied macht. Manchmal ein kurzer Gang ums Haus. Manchmal der Griff zum Telefon, um mit jemandem zu sprechen. Diese kleinen Entscheidungen sind keine Nebensache – sie sind das, was dich trägt.

Denke daran: Auch wenn dein Lieblingsmensch gerade im Mittelpunkt steht, bist du ein wichtiger Teil dieser gemeinsamen Reise. Deine Stabilität, deine Klarheit, deine Fähigkeit, dich selbst zu beruhigen, wirken wie ein Anker – für dich und für euch beide.

Nimm dieses Bonuskapitel als Erinnerung daran, dass Selbstfürsorge keine Kür ist, sondern Voraussetzung für alles, was du tust. Übe die Methoden in ruhigen Momenten, damit sie dir in stürmischen Zeiten selbstverständlich zur Verfügung stehen. Und erlaube dir, nicht immer stark sein zu müssen – denn wahre Stärke zeigt sich oft gerade darin, sich Pausen zuzugestehen.

Du begleitest, unterstützt und hältst aus – und das ist eine enorme Leistung.

Vergiss nicht: Du bist nicht allein, und du darfst dir selbst denselben Respekt und dieselbe Fürsorge schenken, die du deinem Partner oder deiner Partnerin gibst.

Indem du diese Strategien ausprobierst, anpasst und zu deinem persönlichen Notfallkoffer machst, stärkst du nicht nur dich selbst – du schaffst auch einen sicheren Raum für die Person, die du begleitest. Denn wenn du in den entscheidenden Momenten ruhig und klar bleiben kannst, überträgt sich diese Ruhe. Sie wirkt wie ein stiller Schutzschirm, den dein Lieblingsmensch spürt, auch ohne Worte.

Damit sind wir am Ende dieses Ratgebers angekommen – und zugleich an einem Punkt, der auch ein Anfang ist: der Anfang eines bewussteren, achtsameren Umgangs mit dir selbst in einer Zeit, die viel Kraft fordert. Das Schlusswort, das nun folgt, ist meine persönliche Botschaft an dich – ein Dank, eine Ermutigung und eine Einladung, auf dich selbst genauso gut achtzugeben, wie du es für den Menschen tust, den du liebst.

Schlusswort

- Danke, dass du da bist – für deinen Lieblingsmenschen. Und für dich.

Wenn du bis hierher gelesen hast, hast du wahrscheinlich selbst eine schwere Zeit durchlebt – oder steckst noch mitten in ihr. Vielleicht hast du diesen Ratgeber zur Seite gelegt und wieder aufgenommen. Vielleicht hast du geweint, genickt, gezweifelt. Und ganz sicher hast du immer wieder versucht, deinem Lieblingsmenschen gerecht zu werden – ohne dich selbst zu verlieren.

Ich möchte dir von Herzen danken.

Nicht nur dafür, dass du dieses Buch gelesen hast. Sondern dafür, dass du da bist. Dass du dich einbringst. Aushältst. Fühlst. Fragst. Trägst. Auch dann, wenn es schwer ist.

Die Rolle eines Lebenspartners in einer Krebserkrankung ist oft unsichtbar – und gleichzeitig so bedeutsam. Du bist vielleicht nicht der oder die Erkrankte. Aber du bist betroffen. Mit deinem Herzen. Mit deinem Alltag. Mit deinem ganzen Sein. Und du verdienst es, gesehen zu werden.

Ich weiß, wie es sich anfühlt, auf die Hilfe eines anderen Menschen angewiesen zu sein. Ich kenne die Angst, die Sprachlosigkeit, das Gefühl, dass plötzlich nichts mehr sicher ist. Aber ich weiß heute auch: Ohne Menschen wie dich – ohne Partner, die bleiben, auch wenn alles wankt – ist Heilung kaum möglich.

Du bist mehr als Begleitung. Du bist Anker. Spiegel. Kraftquelle. Und oft auch: der leise Grund, warum jemand weiterkämpft.

Und ich weiß ebenso: Diese Nähe hat ihren Preis. Du darfst müde sein. Du darfst zweifeln. Du darfst wütend, traurig, erschöpft sein – und trotzdem liebevoll bleiben.

Vergiss nie: **Selbstfürsorge ist kein Luxus. Sie ist überlebenswichtig. Für dich. Für euch beide.**

Vielleicht hat dir dieses Buch dabei geholfen, dich selbst ein Stück klarer zu sehen – und deinen Weg zwischen Unterstützung und Eigenfürsorge neu zu finden. Vielleicht war es eine stille Ermutigung. Vielleicht auch ein kleiner Trost.

Ich danke dir, dass du dich auf diesen Weg eingelassen hast. Dass du dich berühren lässt – von deiner eigenen Stärke, von deiner Verletzlichkeit, von eurer gemeinsamen Geschichte.

Und ich wünsche dir:

Dass du dich in all dem nicht verlierst.

Dass du dir selbst die Hand hältst – so wie du es deinem Lieblingsmenschen jeden Tag schenkst.

Und dass du spürst: Du bist nicht allein.

Mit aufrichtigem Dank und tiefem Respekt,

Kai-Achim Bruder

Vom selben Autor

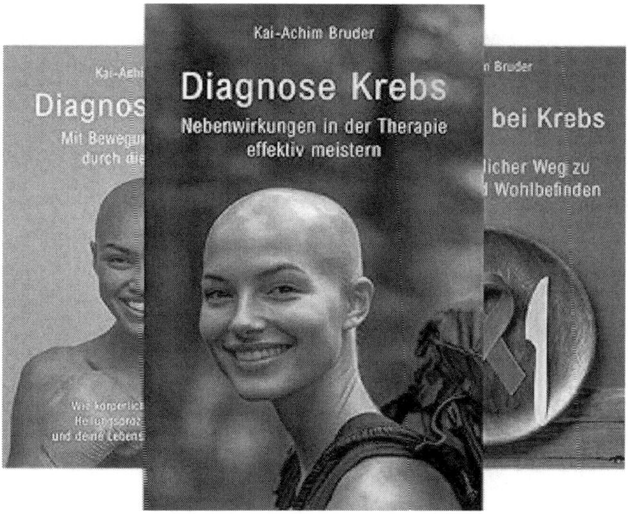

Die Buchreihe „Leben mit Krebs – Ganzheitliche Wege zur Unterstützung der Heilung und Stärkung“ begleitet nicht nur Betroffene, sondern auch die Menschen an ihrer Seite – so wie dich.

Alle Bücher der Reihe widmen sich einem zentralen Aspekt rund um das Leben mit Krebs – von gezielter Ernährung über den Umgang mit Nebenwirkungen bis hin zu mentaler Stärke, Bewegung und persönlicher Verarbeitung. Sie sind klar, praxisnah, fundiert und liebevoll geschrieben – mit dem Ziel, dich auf deinem individuellen Weg zu stärken.

- Bleiben wir in Kontakt

Amazon-Autorenseite

Folge mir hier, um kein neues Buch zu verpassen:

LovelyBooks

Folge mir hier, tausche dich mit anderen Leser:innen aus oder nimm an einer Leserunde teil:

Instagram

@gestorben.wird.spaeter

Printed in Poland
by Amazon Fulfillment
Poland Sp. z o.o., Wrocław

56032009R00140